U0100926

"十四五"时期国家重点出版物出版专项规划项目

绝经前后诸证

中医常见及重大疑难病证专辑文献研究丛书

丛书总主编　王春艳　贾　杨

丛书总主审　张如青

主　编　王春艳

主　审　张婷婷　徐莲薇

上海科学技术出版社

图书在版编目（CIP）数据

绝经前后诸证 / 王春艳主编. -- 上海 ： 上海科学
技术出版社，2023.1
（中医常见及重大疑难病证专辑文献研究丛书 / 王
春艳，贾杨总主编）
ISBN 978-7-5478-6009-0

Ⅰ．①绝… Ⅱ．①王… Ⅲ．①绝经期综合征－中医妇
科学 Ⅳ．①R271.11

中国版本图书馆CIP数据核字(2022)第221138号

本套丛书由上海市进一步加快中医药事业发展三年行动计划(2018—
2020)项目"中医常见病证专辑文献研究"[项目编号：ZY(2018—2020)-
CCCX－3001]资助出版。

绝经前后诸证

主编　王春艳

上海世纪出版(集团)有限公司
上海 科 学 技 术 出 版 社　出版、发行
(上海市闵行区号景路 159 弄 A 座 9F－10F)
邮政编码 201101　　www.sstp.cn
山东韵杰文化科技有限公司印刷
开本 787×1092　1/16　印张 9.25
字数 140 千字
2023 年 1 月第 1 版　2023 年 1 月第 1 次印刷
ISBN 978－7－5478－6009－0/R・2665
定价：58.00 元

本书如有缺页、错装或坏损等严重质量问题，请向印刷厂联系调换

本书为"中医常见及重大疑难病证专辑文献研究丛书"中的一种,围绕绝经前后诸证历代经典古籍文献展开论述。绝经前后诸证,是指妇女在绝经前后出现烘热面赤,心烦汗出,精神倦怠,烦躁易怒,头晕目眩,耳鸣心悸,失眠健忘,腰背酸痛,手足心热,或伴有月经紊乱等与绝经有关的症状,又称"经断前后诸症"。本书包括上、下两篇,上篇为绝经前后诸证历代文献精粹,包括经典医论、特色方剂、外治法;下篇为绝经前后诸证历代名家经验,包括近现代名医医论医话、历代医案。本书旨在从古籍文献中挖掘整理、系统分析历代医家诊治绝经前后诸证的学术和实践精华,从古籍文献中寻找理论根基和临床实践的源泉。

本书可供中医临床工作者、中医文献研究者、中医院校师生及中医爱好者参考阅读。

丛书编委会名单

总 主 审　张如青

学术顾问委员会　（按姓氏笔画排序）

马胜民　石印玉　曲丽芳　刘立公　许　岷

李　萍　李其忠　杨杏林　吴银根　何新慧

宋　瑜　张　仁　张如青　张殷建　张婷婷

陈　熠　郑　军　郑　岚　胡国华　祝峻峰

徐列明　徐莲薇　黄素英　虞坚尔　薛　征

总 主 编　王春艳　贾　杨

编　　委　（按姓氏笔画排序）

王　炎　王　峰　王　琼　王春艳　石　云

叶明柱　毕丽娟　苏丽娜　杨枝青　肖定洪

吴　杰　张本瑞　张雪丹　陈　晖　陈　静

陈稳根　胡颖翀　姜春雷　贾　杨　顾钧青

徐　红　徐立思　唐斌擎　蔡　珏

组编单位　上海市中医文献馆

中医药发展已上升为国家战略,《中华人民共和国中医药法》规定:"国家采取措施支持对中医药古籍、著名中医药专家的学术思想和诊疗经验以及民间中医药技术方法的整理、研究和利用。"《中医药事业中长期发展规划(2016—2030)》明确:"实施中医药传承工程,全面系统继承历代各家学术理论、流派及学说,全面系统继承当代名老中医药专家学术思想和临床诊疗经验,总结中医优势病种临床基本诊疗规律。"《中共中央 国务院关于促进中医药传承创新发展的意见》指出:"挖掘和传承中医药宝库中的精华精髓。加强典籍研究利用,编撰中华医藏,制定中医药典籍、技术和方药名录,建立国家中医药古籍和传统知识数字图书馆。"习近平总书记多次提到要"深入发掘中医药宝库中的精华",而中医药古籍文献正是这一宝库的真实载体和精华所在。

尤其《"十四五"中医药发展规划》还明确:"开展国家中医优势专科建设,以满足重大疑难疾病防治临床需求为导向,做优做强骨伤、肛肠、儿科、皮肤科、妇科、针灸、推拿及脾胃病、心脑血管病、肾病、肿瘤、周围血管病等中医优势专科专病,巩固扩大优势,带动特色发展。制定完善并推广实施一批中医优势病种诊疗方案和临床路径,逐步提高重大疑难疾病诊疗能力和疗效水平。"可见系统开展历代医家诊治各类疑难杂病、常见病的学术思想、临床经验、流派特色的挖掘研究和转化应用已成行业共识,必将迎来一个研究高潮,其中文献研究更是理论策源的根基,不可缺少,至关重要,将中医古今文献的挖掘研究与当代临床实践紧密结合,也必将成为未来中医药事业发展的一条重要路径。

上海市中医文献馆自 1956 年建馆以来从未间断对历代名医名著的临床经验挖掘研究,本丛书是在既往工作经验基础上,立足于对当代临床常见病及重大疑难病证的古籍文献的系统性、综合性挖掘研究,实乃创新之举。其目标是对历代名家关于当代临床多发病及重大疑难病证的古籍文献进行全方位、系统性归类整理和分析研究。

本丛书从整理挖掘历代中医药文献(包括从中医书籍、期刊、讲义、未刊抄本等)入手,对历代医家的医论医话、经典发微、医史研究、典型医案、临床经验等进行挖掘,对其中的学术观点、有效方剂、用药特色、辨证思维、加减化裁、特色技术、适宜技术等加以挖掘汇聚、分类整理和比较研究。各分册内容大体包括疾病概述、专病病因病机、专病辨证论治、专病特色方药、专病其他特色疗法(针法、灸法、外治法、推拿按摩、民间偏验方、食疗养生方、治未病与康复),以及专病历代名家经验(包括历代名医医论医话、历代名医经典医案)。各分册根据各自特点或增加个性化章节 2~3 章。

本丛书包括《喘证》《臌胀》《肿瘤》《崩漏》《胎漏胎动不安》《绝经前后诸证》《不寐》《腰痛》《胁肋痛》《青盲》《丹毒》《口疮》《湿疹》《瘾疹》《小儿疳证》《小儿惊风》等内外妇儿伤等各科疾病的 16 个分册,在当代中医药常见病及重大疑难病证文献研究方面具有代表性,总计 300 余万字,丛书及各分册主审均为相关领域的文献研究专家与临床专家,有效确保了本丛书的编撰质量。

本丛书承续上海市中医文献馆在建馆之初组织编写的《中医专病专辑》丛书及其在全国产生广泛影响的历史经验,创新编写体例,突出名医—名流—名著—名术—名方—特色方药的经验传承,突出特色诊疗技术和理论创新,与时俱进;利用现代检索等研究手段,聚焦于医家诊疗中具有特色优势的专病诊疗经验,从历代文献中挖掘整理、系统分析提炼临证精华,通过文献研究进行全方位、系统性归类整理和比较研究,从古籍文献中寻找理论根基和临床实践的源泉,力争做到古今文献深度融合、药物和非药物疗法结合、内服外用方药结合、繁简用方用药结合、名医医论医话与典型医案结合、原文和编者按有机结合、文献与临床研究相结合。

作为上海市中医药三年行动计划项目的重要成果,本丛书的研究编写始终坚持研究与传播相结合、项目建设与人才培养结合、馆内外专家结合。以成果为导向,目的是培养一批具有较高学术水平的中医临床文献研究人员和中医临床专家,突破文献馆研究资源的局限,将中医临床文献研究的主编和编委队伍向馆外优秀中医文献研究机构和各大临床机构的骨干专家拓展,通过团结合作有效提升项目的参与度,提高研究成果的质量。

文献是中医药宝库精华的重要传播载体,是挖掘宝库精华的根基所在和理论创新源泉。希望通过本丛书的出版,进一步深化与提升中医药临床文献研究的底蕴和价值,为构筑起一座沟通融合中医文献与临床之间的桥梁做出积极探索。

编　者

2022 年 8 月

一、本书所辑录文献资料截止到当代。

二、凡编者认为有一定学术价值，或言之有理而自成一家，对当代中医临证有参考价值的文献资料，均依原文在每章节下，按大致的成书年代先后录入，其他有雷同者不赘录。

三、本书按经典医论、特色方剂、外治法、现代名医医论医话、历代医案进行分类编排整理。

四、引用文献由于版本不同，难尽一致，故将主要引用书目附于书末，以备读者稽考。

五、本书所载犀角等中药材，根据国发〔1993〕39号、卫药发〔1993〕59号文，属于禁用之列，均以代用品代替，书中所述犀角等相关内容仅作为文献参考。

编写说明

目
录

第二章　特色方剂 ································· 036

第三章　外治法 ································· 055

下篇　绝经前后诸证历代名家经验

第四章　现代名医医论医话 ················· 060

目
录

参考文献

绝 · 经 · 前 · 后 · 诸 · 证

上 篇

历代文献精粹　绝经前后诸证

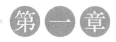

经 典 医 论

第一节 病 名 概 述

中医所说绝经前后诸症,是指妇女在绝经前后出现的烘热面赤,心烦汗出,精神倦怠,烦躁易怒,头晕目眩,耳鸣心悸,失眠健忘,腰背酸痛,手足心热,或伴有月经紊乱等与绝经有关的症状,又称"经断前后诸症"。以上证候常参差出现,发作次数和时间无规律性,病程长短不一,短者不到一年,长者可迁延至数年。既往历代医籍中并没有对于本病的专题论述,也无"绝经前后诸证"这一病名,其所涉及的症状多散见在古籍有关"年老血崩""经断复来""脏躁""百合病""郁证""身痛""不寐""骨痿""皮肤瘙痒"等多个相关病症中。1964年修订全国高等医药院校教材时才在《中医妇科学》中将绝经前后各类症状定为"经断前后诸证",1980年更名为"绝经前后诸证",现代医学称为"围绝经期综合征"。现代医学认为这是由于卵巢功能衰退,雌激素分泌减少而产生的以自主神经功能失调为主要临床表现的一组症状,也有妇女可因手术切除卵巢或放射治疗后卵巢功能丧失引起本病。其所包括的诸多症状择要概述如下。

一、年老血崩

天癸衰竭之年,闭经是正常的生理现象,若反出现月事频发、崩漏不止、经断复来,多是疾病的信号。历代医籍记载了诸多有关年老血崩的文献。

《妇人大全良方·调经门》记载:"妇人天癸过期而经脉不调,或三四月不行,或一月再至,腰腹疼痛。《素问》云七损七益,谓女子七七数尽,而经脉不依时者,血有余也,不可止之。但令得依时,不腰痛为善,宜服当归散。"

清代有诸多记载年老血崩的病机、方药,并出现"经断复来"的病名。

《医宗金鉴·妇科心法要诀·经闭门·妇人经断复来》:"妇人七七天癸竭,不断无疾血有余。已断复来审其故,邪病相干随证医。""经断复来血热甚，芩心醋丸温酒吞。益阴知柏龟生地，缩砂炙草枣姜寻。血多热去伤冲任，十全大补与八珍。暴怒忧思肝脾损，逍遥归脾二药斟。"

《妇科玉尺·卷一》："妇人四十九岁，经当止，今每月却行过多，及五旬外，月事比少时更多者，血热或血不归经也，宜芩心丸、琥珀丸。"

清代傅青主提出"年老血崩"病名，认为年老血崩与房事不慎有关。

《傅青主女科·血崩》记载："妇人有年老血崩者，其症亦与前血崩昏暗者同，人以为老妇之虚耳，谁知是不慎房帏之故乎！方用加减当归补血汤。然必须断欲始除根，若再色欲，未有不重病者也。老妇阴精既亏，用此方以止其暂时之漏，实有奇功，而不可责其永远之绩者，以补精之味尚少也。"

二、脏躁

脏躁也是绝经前后常见症状，临床可见女性精神忧郁，烦躁不宁，无故悲泣，哭笑无常，喜怒无定，呵欠频作，不能自控者。"脏躁"一词始见于《金匮要略·妇人杂病脉证并治》篇："妇人脏躁，喜悲伤欲哭，象如神灵所作，数欠伸，甘麦大枣汤主之。"这段经典论述，表明了绝经前后诸证的部分发病特征，如无故悲伤欲哭、情绪低落波动等。张仲景首创的甘麦大枣汤，也为后世开创了治疗绝经前后诸证情志障碍方面的先河，该方在临床十分常用。本病的发生与患者体质因素有关，脏躁者多属脏阴不足，精血内亏，五脏失于濡养，五志之火内动，上扰心神，以致脏躁。年近七七者，肝肾亏虚，阴阳失调，虚火上扰心神，更易出现脏躁的症状。

《妇人大全良方·妊娠门·妊娠脏躁悲伤方论》曰："许学士云，乡里有一妇人，数欠，无故悲泣不止。或谓之有祟，祈禳请祷备至，终不应。余忽忆有一证云，妇人脏躁，悲伤欲哭，象如神灵，数欠者，大枣汤。余急令治，药尽剂而愈。古人识病制方，种种妙绝，如此试而后知。大枣汤治妇人脏躁，悲伤欲哭，象若神灵，数欠者，皆主之。甘草三两，小麦一升，大枣十枚。上咬咀，以水六升，煮取三升，去滓，分温三服。亦补脾气。《专治妇人方》名甘草汤。"

《重订通俗伤寒论·伤寒兼证·发狂伤寒》记载："妇女最多此病，《金匮》名曰脏燥，日医名曰脏躁。以加减散花去癫汤。"

《脉义简摩·妇科诊略脏躁脉证》："《金匮·中风门》防己地黄汤治病如狂状，独语不休，无寒热，其脉浮，此亦脏躁之类也。"

三、郁证

郁证病因复杂,主要与情志内伤和脏气素弱有关。女性多易情志不遂,肝失疏泄,气机不畅,肝气郁结,而成气郁;气郁日久化火,则肝火上炎,而成火郁;思虑过度,精神紧张,或肝郁横犯脾土,使脾失健运,水湿停聚,而成痰郁。情志过极,损伤心神,心神失守,而成精神惑乱;病变日久,损及肝肾心脾,使心脾两虚,或肝肾不足,心失所养。总之,当肝失疏泄、脾失健运、脏腑阴阳气血失调,而使心神失养或被扰,气机运行失畅,均可出现郁证。临床可表现为心情抑郁、胸脘痞闷、胁肋胀痛,或易怒欲哭,或咽中有异物感。古代多位医家对郁证进行了论述,其症状可归属于绝经前后诸证之情志改变一类。

《辨证录·郁门》:"人之郁病,妇女最多,而又苦最不能解,倘有困卧终日,痴痴不语,人以为呆病之将成也,谁知是思想结于心,中气郁而不舒乎?"

《吴医汇讲·木郁达之论》:"刿木郁之症,患于妇人者居多,妇人情性偏执,而肝病变幻多端,总宜从其性,适其宜,而致中和,即为达道。盖因郁致疾,不特外感六淫,而于情志为更多。"

四、百合病

百合病是以神志恍惚、精神不定为主要表现的绝经前后常见的情志病。因其治疗以百合为主药,故名百合病。或谓百脉一宗,其病举身皆痛,无复经络传次,而名百合。起于大病之后,余热未解,或平素情志不遂,而遇外界精神刺激所致。其病邪少虚多,多属阴虚内热之证,治多以补虚清热,养血凉血为主,常用百合地黄汤,亦可选百合知母汤、百合鸡子汤、百合滑石散等方。《金匮要略》将百合病单独列节,并有详细论述。

《金匮要略·百合狐惑阴阳毒病脉证治》:"百合病者,百脉一宗,悉致其病也。意欲食,复不能食,常默默,欲卧不能卧,欲行不能行;饮食或有美时,或有不用闻食臭时;如寒无寒,如热无热;口苦,小便赤,诸药不能治,得药则剧吐利。如有神灵者,身形如和,其脉微数。"描述百合病病因诸多,证候变动不居,而病者身形却无显著的病态,这与绝经前后诸证妇女发生情志异常非常相似。

《类证活人书》卷第十一："此名百合伤寒也。百脉一宗，悉致其病，无复经络也。其状欲食复不能食，常默默，欲得卧复不能卧，欲出行复不能行，饮食或有美时，或有不饮饭时，如强健人，而卧不能行，如有寒如无寒，如有热复无热，口苦小便赤。百合之病，诸药不治，药入即吐利，如有神灵。此多因伤寒虚劳，大病之后不平复，变成斯疾也。"认为百合病多由"伤寒大病后，余热未解，百脉未和"发展而来，故又命之为"百合伤寒"，与《内经》所描述的"凡伤于寒，则为病热。热气遗留不去，伏于脉中，则昏昏默默，凡行卧、饮食、寒热，皆有一种虚烦不耐之象矣"异曲同工。

《血证论·恍惚》曰："失血家阴脉受伤，凡是恍惚不宁，皆百合病之类，总宜清金定魄为主。清燥救肺汤加百合、茯神、琥珀、滑石、生地、金箔治之；地魄汤亦治之；或琼玉膏加龙骨、羚羊角、百合；或人参清肺汤加百合、滑石。"

五、不寐

"不寐"即现在所说的"失眠"，是绝经前后妇女常见的临床症状，历代医籍对此多有论述，但称谓不一，有"不寐""不卧""不得卧""卧不安""卧不得安""不得安卧""少卧""目不瞑""不夜瞑""不得眠"等。

《灵枢·营卫生会》曰："黄帝曰，老人之不夜瞑者，何气使然？少壮之人，不昼瞑者，何气使然？岐伯答曰……老者之气血衰，其肌肉枯，气道涩，五脏之气相搏，其营气衰少，而卫气内伐，故昼不精，夜不瞑。"

《灵枢·邪客》："黄帝问于伯高曰，夫邪气之客人也，或令人目不瞑，不卧出者，何气使然？伯高曰……今厥气客于五脏六腑，则卫气独卫其外，行于阳，不得入于阴。行于阳则阳气盛，阳气盛则阳跷陷。不得入于阴，阴虚，故目不瞑。"这里提出阳气不入于阴，则不寐。

《素问·病能论》："人有卧而有所不安者，何也？岐伯曰：脏有所伤，及精有所之寄则安，故人不能悬其病也。"人以思虑情欲而伤脏，其精神有所寄托之处，执着不释，故卧不得安。如将执着之心放下，则自安矣。但医者须知其所伤何脏，如思则伤脾、怒则伤肝、悲则伤肺、恐则伤肾、喜则伤心之类，必问其所因而治之。

《伤寒论》曰："太阳病，发汗后，大汗出，胃中干，烦躁不得眠，欲得饮水者，少少与饮之，令胃气和则愈。若脉浮，小便不利，微热消渴者，五苓散主之。""发汗吐下后,虚烦不得眠,若剧者,必反覆颠倒,心中懊憹,栀子豉汤主之。"

《金匮要略·血痹虚劳病脉证并治》中亦有"虚劳虚烦不得眠"的论述。

关于"不寐"的后世论述众多,不一一举例。

六、心悸怔忡

心悸是因外感或内伤,致气血阴阳亏虚,心失所养或痰饮瘀血阻滞,心脉不畅,引起以心中急剧跳动、惊惶不安甚则不能自主为主要临床表现的一种病证。《金匮要略》和《伤寒论》中正式提出"悸"和"惊悸"的病名。

《金匮要略·惊悸吐衄下血胸满瘀血病脉证治》:"寸口脉动而弱,动即为惊,弱则为悸。"

《济生方》首次提出"怔忡"的病名:"夫怔忡者,此心血不足也。"

《医灯续焰·心腹痛脉证》:"悸者,心中动悸也。"

《证治汇补·胸膈门·惊悸怔忡》:"有阴气内虚,虚火妄动,心悸体瘦,五心烦热,面赤唇燥,左脉微弱或虚大无力者是也。"

《景岳全书·理集·杂证谟·怔忡惊恐》:"怔忡之病,心胸筑筑振动,惶惶惕惕,无时得宁者是也。"

七、骨痿

对"痿证"的论述首见《素问·痿论》。属痿证之一,症见腰背酸软,难于直立,下肢痿弱无力,面色暗黑,牙齿干枯等。由大热灼伤阴液,或长期过劳,肾精亏损,肾火亢盛等,使骨枯而髓减所致。《素问·痿论》的痿病专篇,对五痿的病因病机和治疗进行了论述:"肾气热,则腰脊不举,骨枯而髓减,发为骨痿……有所远行劳倦,逢大热而渴,渴则阳气内伐,内伐则热舍于肾。肾者水脏也,今水不胜火,则骨枯而髓虚,故足不任身,发为骨痿。"指出骨痿主症是腰脊不举,足不任身,与绝经前后诸证中出现的腰骨酸楚等症状相似,认为其病机为肾气热,骨枯髓减。

《望诊遵经·诊骨望法提纲》曰:"骨骸为阴,且骨者髓之府,髓者骨之充,其候在耳,其主在肾。诊之之法,盛则见其筋骨劲强,衰则见其形容伛偻。骨损则见其骨痿,不能起床。"

《医学心悟·腰痛》:"大抵腰痛,悉属肾虚,既挟邪气,必须祛邪,如无外邪,则惟补肾而已。"

第二节 病因病机

一、综合论述

女子七岁,肾气盛,齿更发长,二七而天癸至,任脉通,太冲脉盛,月事以时下,故有子……七七任脉虚,太冲脉衰少,天癸竭,地道不通,故形坏而无子也。(《素问·上古天真论》)

年四十而阴气自半也,起居衰矣……(《素问·阴阳应象大论》)

五十岁,肝气始衰,肝叶始薄。(《灵枢·天年》)

妇人童幼天癸未行之间,皆属少阴;天癸既行,皆从厥阴论之;天癸已绝,乃属太阴经也。(《素问病机气宜保命集·妇人胎产论》)

妇人多因风冷而生诸疾者,何也? 答曰:风乃阳邪也,冷乃寒气也,风随虚入,冷由劳伤。夫人将摄顺理,则血气调和,风寒暑湿不能为害。若劳伤血气,便致虚损,则风冷乘虚而干之,或客于经络,则气血凝涩,不能温养于肌肤;或入于腹内,则冲气亏虚,不能消化于饮食,大肠虚则多利,子脏寒则不生,或为断绝,或为不通者,随所伤而成病,皆不逃乎风冷之气也。(《女科百问·第十六问》)

夫骨蒸劳者,由热毒气附骨,故谓之骨蒸也。亦曰传尸,亦谓殗殜,亦称复连,亦名无辜。丈夫以痃癖为根,女人以血气为本,无问少长,多染此病。内既伤于脏腑,外则损于肌肤,日久不痊,遂致羸瘦。因服冷药过度,则伤于脾,脾气既衰,而传五脏。脾初受病,或胀或妨,遂加泄痢,肌肉瘦瘠,转增萎黄,四肢无力,饮食少味。脾既受已,次传于肾;肾既受病,时时盗汗,腰膝冷疼，梦鬼交侵，小便赤黄。肾既受已，次传于心；心既受病，往往忪悸，或喜或嗔，两颊常赤，唇色如朱，乍热乍寒，神气不守。心既受已，次传于肺；肺既受病，胸满短气，咳嗽多唾，皮肤甲错，状如麸片。肺既受已，次传于肝；肝既受病，两目昏暗，胁下妨痛，不欲见人，常怀忿怒。五脏既病，渐渐羸瘦，即难疗也。（《妇人大全良方·妇人骨蒸方论》）

夫妇人血风劳者，由气血虚损，经候不调，外伤风邪；或内挟宿冷，致使阴阳不和，经络否涩，腹中坚痛，四肢酸疼，月水或断或来，面色萎黄、羸瘦。又有因产后未满百日，不谨将护，脏腑虚损，百脉枯竭，遂致劳损之疾也。（《妇人大全良方·妇人血风劳气方论》）

夫妇人风虚劳冷者，是人体虚劳而受于冷也。夫人将摄顺理，则血气调和，风、寒、暑、湿不能为害。若劳伤气血，便致虚损，则风冷乘虚而干之。或客于经络，或入于腹内。其经络得于冷，则气血凝滞，不能自温于肌肤也。腹内得于风冷，则脾胃气弱，不能消于饮食也。随其所伤，变成疾病。若大肠虚者，则变下利。若风冷入于子脏，则令脏冷，致令无子。若搏于血则涩壅，亦令经水不利、断绝不通也。（《妇人大全良方·妇人风虚劳冷方论》）

夫妇人热劳者，由心肺壅热，伤于气血，气血不调，脏腑壅滞，热毒积蓄在内，不得宣通之所致也。其候心神烦躁，颊赤头痛，眼涩唇干，四肢壮热，烦渴不止，口舌生疮，神思昏沉，多卧少起，饮食无味，举体酸疼。或时心忪，或时盗汗，肌肤日渐消瘦，故名热劳也。（《妇人大全良方·妇人热劳方论》）

六郁仍分痰火积，郁者，病结不散也。六郁，气、血、痰、食、湿、热。然气郁则生湿，湿郁则成热，热郁则成痰，痰郁则血不行，血郁则食不消而成癥痞，六者皆相因为病。（《医学入门·外集·杂病提纲·内伤》）

夫骨蒸劳，由积热附于骨而名也，亦曰传尸、复连、无辜，其名不一。此病皆由脾胃亏损所致，其形羸瘦，腹胀泄痢，肢体无力。传于肾，则盗汗不止，腰膝冷痛，梦鬼交侵，小便赤黄。传于心，则心神忪悸，喜怒不时，颊唇赤色，乍寒乍热。传于肺，则胸满短气，咳嗽吐痰，皮肤甲错。传于肝，则两目昏暗，胁下妨痛，闭户忿怒。五脏既病，则难治疗。（《女科百效全书·骨蒸劳》）

妇人于四旬外，经期将断之年，当此之际，最宜防察。（《景岳全书·妇人规·经脉类》）

中年以上人，及高年孀妇，多是忧思过度，气血俱虚，此为难治。（《古今医统大全·妇科心镜》）

肺为百脉所宗，气之源也，其体最娇，故又恶寒又恶热，苦气上逆。人能慎风寒，远暑湿，未寒先衣，渐暖渐脱，寡言养气，少食辛酸之物，若是者，病从何来？逆之则病生矣。虚则病不任风寒（肺应皮毛），喘促语言不续（肺气亏损），咳唾频频（水津不能四布）。虚而有热，则病肺痿（肺液枯涸），百合病（手太阴肺热所致），失音（肺金伤损），干咳，咳血，皮毛焦悴（虚火燥肺）。（《友渔斋医话·第三种》）

《经》云：女子七七而天癸绝。有年未至七七而经水先断者。人以为血枯经闭也，谁知是心肝脾之气郁乎？使其血枯，安能久延于人世。医见其经水不行，妄谓之血枯耳，其实非血之枯，乃经之闭也。且经原非血也，乃天一之水，出自肾中，是至阴之精而有至阳之气，故其色赤红似血，而实非血，所以谓之天癸。世人以经为血，此千古之误，牢不可破，倘果是血，何不名之曰血水，而曰经水乎？古昔贤圣创乎经水之名者，原以水出于肾，乃癸干之化，故以名之。无如世人沿袭而不深思其旨，皆以血视之。然则经水早断，似乎肾水衰涸，吾以为心肝脾气之郁者。盖以肾水之生，原不由于心肝脾；而肾水之化，实有关于心肝脾。使水位之下无土气以承之，则水滥灭火，肾气不能化；火位之下无水气以承之，则火炎铄金，肾气无所生；木位之下无金气以承之，则木妄破土，肾气无以成。倘心肝脾有一经之郁，则其气不能入于肾中，肾之气即郁而不宣矣。况心肝脾俱郁，即肾气真足而无亏，尚有茹而难吐之势。矧肾气本虚，又何能盈满而化经水外泄耶！《经》曰：亢则害，此之谓也。此经之所以闭塞，有似乎血枯，而实非血枯耳。治法必须散心肝脾之郁，而大补

其肾水，仍大补其心肝脾之气，则精溢而经水自通矣。方用益经汤。（《傅青主女科·年未老经水断》）

二、血崩

夫妇人崩中者，由脏腑伤损冲脉、任脉，血气俱虚故也。冲任之脉为经脉之海。血气之行，外循经络，内荣脏腑，若无伤损，则阴阳和平而气血调适，经下依时。若劳动过多，致脏腑俱伤，而冲任之气虚，不能约制其经血，故忽然暴下，谓之崩中暴下。（《妇人大全良方·调经门·崩暴下血不止方论》）

妇人卦数已尽，经水当止而复行者，何也？答曰：《经》云，男子生于寅，寅为木，阳也；女生于申，申为金，阴也。寅属木，阳中有阴，男子得八数，故八岁齿更发长，骨之余生齿。男子以气为本，八八则卦数已尽，尽则阴精痿。申属金，阴中有阳，女子得七数，七岁齿更发长，血之余生发。女以血为主，七七则卦数以终，终则经水绝止。《内经》云：七七任脉虚，太冲脉衰少，天癸竭，地道不通，故形坏而无子也。或劳伤过度，喜怒不时，经脉虚衰之余，又为邪气攻冲，所以当止而不止也。（《女科百问·第十一问》）

夫妇人年及四十以上，或悲哀太甚。《内经》曰：悲哀太甚则心系急，心系急则肺布叶举，而上焦不通，热气在中，故经血崩下。（《儒门事亲·血崩》）

孟官人母，年五十余岁，血崩一载……戴人见之曰：天癸已尽，本不当下血。盖血得热而流散，非寒也。（《儒门事亲·热形》）

阳太过则先期而至，阴不及则后时而来。其有乍多乍少，断绝不行，崩漏不止，皆由阴阳盛衰所致，是固不调之大略也。（《景岳全书·妇人规·经不调》）

崩淋之病，有暴崩者，有久崩者……且凡血因崩去，热必渐少，少而不止，病则为淋……崩淋既久，真阴日亏。（《景岳全书·妇人规·崩淋经漏不止》）

夫妇人崩中漏下者,由劳伤血气,冲任之脉虚损故也。(《普济方·妇人诸疾门·崩中漏下》)

《经》云:阴虚阳搏,谓之崩……其为患因脾胃虚损,不能摄血归源。或因肝经有火,血得热而下行。或因肝经有风,血得风而妄行。或因怒动肝火,血热而沸腾。或因脾经郁结,血伤而不归经。或因悲哀太过,胞络伤而下崩。(《证治准绳·女科·调经门·血崩》)

女以血为主,七七则卦数已终,终则经水绝,冲任脉虚衰,天癸绝,地道不通,而无子矣。或劳伤过度,喜怒不时,经脉衰微之际,又为邪气攻冲,所以当止不止而崩下也。(《济阴纲目·调经门·论过期不止》)

妇人暴崩下血,此因肾水阴虚,不镇制胞络相火,故血走而崩也。(《女科切要·血崩》)

【歌】阴虚阳搏谓之崩,恚怒忧思风热乘。阴络受伤血内溢,脾家亏损外奔腾。悲哀太过心胞绝,涩滞中焦气不升。更有阴阳崩两说,须参脉症可为凭。

【论】《经》曰:阴虚阳搏谓之崩。又曰:悲哀太过,则心系急,肺布叶举,而上焦不通,热气在中,故血走而崩也。忽然大下谓之崩,淋漓不止谓之漏也。

【脉】仲景曰:寸口脉微而缓,微者卫气疏,疏则其肤空;缓者胃弱不实,则谷消而水化。谷入于胃,脉道乃行,水入于经,其血乃成。荣盛则其肤必疏,三焦绝经,名曰血崩。寸口脉弦而大,弦则为减,大则为芤,减者为寒,芤则为虚,虚寒相搏,此名曰革。男子则亡血失精,妇人则半产漏下。尺脉急而弦大,风邪入少阴之经,女子则漏下赤白。漏血不止,脉小虚滑者生,大紧实数者死。日下赤白数升,脉急疾者死,迟者生,浮者不治。(《女科指掌·调经门》)

《素问》云:阴虚阳搏谓之崩。许叔微曰:经云,天暑地热,经水沸溢。又曰:阴虚者尺脉虚浮,阳搏者寸脉弦急,是阴血不足,阳邪有余,故为失血内

崩。(《沈氏女科辑要·血崩》)

老妇血崩,目暗晕地,人以为老妇虚极,因不慎房劳之故也,谁知多言伤气,不节饮食之故乎?夫老妇原宜节损饮食,复加闭口,始气不伤而神旺。无奈老妇闻喜事而心开称誉,不肯闭舌,未免有不宜言而言者。况原有宿疾,安肯无言,故一发而不可救。夫老妇血衰,因气虚之极而不能生也。况加之多言耗气,又安能助气以生血乎?气益衰而血难长矣。故任冲大开,欲不崩而不可得者。(《辨证录·妇人科·血崩门》)

妇人有年老血崩者,其症亦与前血崩昏暗者同,人以为老妇之虚耳,谁知是不慎房帏之故乎!(《傅青主女科·女科上卷·血崩》)

三、情志疾病(脏躁、百合病、郁证)

故风者,百病之长也……肝风之状,多汗恶风,善悲,色微苍,嗌干善怒,时憎女子。(《素问·风论》)

人或恚怒,气逆上而不下,即伤肝也。(《素问·本病论》)

百合病者,百脉一宗,悉致其病也。意欲食,复不能食,常默默,欲卧不能卧,欲行不能行,欲饮食,或有美时,或有不用闻食臭时,如寒无寒,如热无热,口苦,小便赤,诸药不能治,得药则剧吐利,如有神灵者,身形如和,其脉微数。(《金匮要略·百合狐惑阴阳毒病脉证治》)

七气者,寒气、热气、怒气、恚气、忧气、喜气、愁气。凡七气积聚,牢大如杯若盘,在心下、腹中,疾痛欲死,饮食不能,时来时去,每发欲死,如有祸状,此皆七气所生。寒气则呕吐、恶心;热气则说物不章,言而谬;怒气则上气不可忍,热痛上抢心,短气欲死,不得气息也;恚气则积聚在心下,心满不得饮食;忧气则不可极作,暮卧不安席;喜气即不可疾行,不能久立;愁气则喜忘,不识人语,置物四方,还取不得去处,若闻急,即手足筋挛不举。(《诸病源候论·七气候》)

结气病者,忧思所生也。心有所存,神有所止,气留而不行,故结于内。(《诸病源候论·结气候》)

九气者,谓怒、喜、悲、恐、寒、热、忧、劳、思。因此九事而伤动于气,一曰怒则气逆,甚则呕血及食而气逆也;二曰喜则其气缓,荣卫通利,故气缓;三曰悲则气消,悲则使心系急,肺布叶举,使上焦不通,热气在内,故气消也;四曰恐则气下,恐则精却,精却则上焦闭,闭则气还,气还则下焦胀,故气不行;五曰寒则气收聚,寒使经络凝涩,使气不宣散故也;六曰热则腠理开,腠理开则荣卫通,汗大泄;七曰忧则气乱,气乱则心无所寄,神无所归,虑无所定,故气乱;八曰劳则气耗,气耗则喘且汗,外内皆越,故气耗也;九曰思则气结,气结则心有所止,故气留而不行。(《诸病源候论·九气候》)

若咽中如炙肉脔,咽之不下,吐之不出,由胃寒乘肺,肺胃寒,则津液聚而成痰,致肺管不利,气与痰相搏,其脉涩,半夏厚朴汤主之。(《备急千金要方·痰饮》)

论曰:伤寒百合病者,谓百脉一宗,悉致其病也,其状意欲食复不能食,常默默,欲得卧复不能卧,欲出行复不能行,食饮有时美,如有寒又如无寒,如有热复如无热,口苦小便赤黄,得药则吐利者是也。此皆由伤寒及虚劳大病后,腑脏虚,营卫耗弱,不能平复,变成斯疾也。然以百脉一宗,悉致其病,又无复经络,故其病证变异。而治之者,亦宜各随其证。(《圣济总录·伤寒百合》)

郁者,结聚而不得发越也。当升者不得升,当降者不得降,当变化者不得变化也。此为传化失常,六郁之病见矣。(《金匮钩玄·六郁》)

诸病久则气滞血凝而成郁结,治之虽各因其证,当兼之以解散,固不可不知。郁滞一开,则气血通畅,而诸病各自以其方而易愈也。今之病久,每每用本病之药而不奏效者,皆其郁之之故也。(《古今医统大全·郁证门·治法》)

《内经》以肺之声为哭，又曰并于肺则悲。《灵枢》曰：悲哀动中则伤魂。此证因肝虚肺并，伤其魂而然也。盖肝阳脏也，肺阴脏也，阳舒而阴惨。肝木发生之气，不胜肃杀之邪，并之，屈而不胜，生化之火被抑，扰乱于下，故发为脏躁。变为悲哭，所藏之魂，不得并神出入，遂致妄乱，象如神凭。(《金匮玉函经二注·妇人杂病脉证并治》)

仲景云：妇人脏躁，喜悲伤欲哭……运气悲，皆属寒水攻心。《经》云：火不及曰伏明，伏明之纪，其病昏惑悲忘，从水化也。又云：太阳司天，寒气下临，心气上从，喜悲数欠。又云：太阳司天，寒淫所胜，善悲，时眩仆。又云：太阳之复，甚则入心，善忘善悲，治以诸热是也。(《证治准绳·杂病·神志门·悲》)

凡五气之郁，则诸病皆有，此因病而郁也；至若情志之郁，则总由乎心，此因郁而病也……又若忧郁病者，则全属大虚，本无邪实，此多以衣食之累，利害之牵，及悲忧惊恐而致郁者，总皆受郁之类。(《景岳全书·明集·杂证谟·郁证》)

况乎饮食不节，寒暑不调，停痰积饮，而脾胃亦先受伤，所以中焦致郁恒多也。治宜开发运动，鼓舞中州，则三阴三阳之郁，不攻自解矣。(《证治汇补·内因门·郁症》)

盖心虚则悲伤，悲伤则心动，心动则宗脉感而液道开，令人欲哭，过甚则宗气消而荣卫不利，阴阳相引而作欠伸也。《产宝》曰：喜属阳，心主之；怒属阴，肝主之。妇人禀性阴柔，故喜常少而怒常多，或悲泣不止，皆阴类也。有似神灵所凭，皆因所欲不遂，思极伤心故也。(《女科指掌·调经门·脏躁悲伤》)

今所辑者，七情之郁居多，如思伤脾、怒伤肝之类是也，其原总由于心。因情志不遂，则郁而成病矣，其症心脾肝胆为多。(《临证指南医案·郁》)

矧木郁之症，患于妇人者居多，妇人情性偏执，而肝病变幻多端，总宜从

其性,适其宜,而致中和,即为达道……盖因郁致疾,不特外感六淫,而于情志为更多。(《吴医汇讲·木郁达之论》)

或七情之抑郁,或寒热之交侵,或雨湿之浸淫,或酒浆之积聚,而成郁疾。又如热郁而成痰,痰郁而成癖,血郁而成瘕,食郁而成痞满,此必然之理也。(《医述·郁》)

妇人有怀抱甚郁,口干舌渴,呕吐吞酸,而血下崩者。人皆以火治之,时而效,时而不效,其故何也?是不识为肝气之郁结也。夫肝主藏血,气结而血亦结,何以反至崩漏?盖肝之性急,气结则其急更甚,更急则血不能藏,故崩不免也。治法宜以开郁为主,若徒开其郁,而不知平肝,则肝气大开,肝火更炽,而血亦不能止矣。方用平肝开郁止血汤。(《傅青主女科·郁结血崩》)

然以情病者,当以理遣以命安。若不能怡情放怀,至积郁成劳,草木无能为挽矣。(《类证治裁·郁症论治》)

所谓子宫血虚,受风化热者是也。血虚脏躁,则内火扰而神不宁,悲伤欲哭,有如神灵,而实为虚病……邪哭使魂魄不安者,血气少而属于心也。数欠伸者,《经》云肾为欠为嚏。又肾病者,善数欠,颜黑。盖五志生火,动必关心。阴既伤,穷必及肾也。(《沈氏女科辑要·脏躁》)

此病仲景以百合主治,即以百合名其病。其实余热逗留肺经之证,凡温暑湿热诸病后皆有之,不必疫也。肺主魄,魄不安则如有神灵,肺失肃清则小便赤,百合功专清肺,故以为君也。(《温热经纬·仲景疫病篇》)

谓百脉一宗,合致其病,肺主百脉,肺魄不宁,故病如此。诸多恍惚,未尽名状,必见溺赤脉数之证,乃肺金受克之验也。仲景用生地、百合、滑石治之。此专言杂病余邪为患者也。失血家阴脉受伤,凡是恍惚不宁,皆百合病之类。(《血证论·恍惚》)

脏躁言脏中阴液枯干,而脏真之气尝不能自立,而有躁急之义。故其心神肺魄,如失援失依,不可自支。而悲伤欲哭者,烦冤之所致也。如神灵所作,正言无故而悲伤欲哭,如有凭藉之象。气失所依,而时引上下则欠;气自微长,而时欲外达则伸也。(《高注金匮要略·妇人杂病脉证并治》)

百合病者,宗气血脉百不合之病也。以百不合之病,而合之以百合。以药名病,犹云柴胡症、桂枝症之义,故曰百合病也。(《高注金匮要略·百合狐惑阴阳毒病脉证治》)

吴(六三)。肝阳亢为头晕,肾阴虚则耳鸣,此晚年肝肾气馁,下虚上实明甚。但忽惊悸,汗大泄,有时痦不肯寐,竟有悲伤欲哭之象,明系脏阴少藏,厥阳鼓动,内风上冒,舞于太阴。每有是症,自情志中生。(《也是山人医案·脏躁悲伤》)

四、不寐

阳明者,胃脉也。胃者,六腑之海,其气亦下行。阳明逆,不得从其道,故不得卧也。(《素问·逆调论》)

少阴病,得之二三日以上,心中烦,不得卧,黄连阿胶汤主之。(《伤寒论·辨少阴病脉证并治》)

虚则多惊悸,惕惕然无眠,胸腹及腰背引痛……心胀则心烦短气,夜卧不宁。(《中藏经·论心脏虚实寒热生死逆顺脉证之法》)

胆实热,则精神不守。又胆热则多睡,胆冷则无眠。(《中藏经·论胆虚实寒热生死逆顺脉证之法》)

夫卫气昼行于阳,夜行于阴。阴主夜,夜主卧,谓阳气尽,阴气盛,则目瞑矣。今热气未散,与诸阳并,所以阳独盛,阴偏虚,虽复病后,仍不得眠者,阴气未复于本故也。(《诸病源候论·伤寒病后不得眠候》)

今虚劳之人,气血俱弱,邪气稽留于内,卫气独行于外,灌注于阳,不入于阴,阳脉满溢。阴气既虚,则阳气大盛,遂生烦热,荣卫不和,故不得睡也。(《太平圣惠方·治虚劳心热不得睡诸方》)

夫胆虚不得睡者,是五脏虚邪之气干淫于心。心有忧恚,伏气在胆,所以睡卧不安,心多惊悸,精神怯弱。盖心气忧伤,肝胆虚冷,致不得睡也。又有大病之后,腑脏尚虚,荣卫未和,生于冷热,邪客于阴,阴气虚,冲气独行于阳,不入于阴,故令不得睡也。(《太平圣惠方·治胆虚不得睡方》)

论曰:营卫之气,昼行于阳则寤,夜行于阴则寐。伤寒瘥后,脏腑皆虚,营卫出入,不能循常,缘热邪未散,与阳气并,卫气独行于阳,不得入于阴,则阳实阴虚,故不得眠。(《圣济总录·伤寒后不得眠》)

论曰:胆虚不得眠者,胆为中正之官,足少阳其经也,若其经不足,复受风邪则胆寒,故虚烦而寝卧不安也。(《圣济总录·胆门·胆虚不眠》)

心烦躁乱,夜卧惊起,口燥舌干,五心烦热,此心血不足,心火太旺之症也。(《症因脉治·不得卧论》)

痰火扰乱,心神不宁,思虑过伤,火炽痰郁而致不眠者多矣。有因肾水不足,真阴不升,而心阳独亢,亦不得眠;有脾倦火郁夜卧,遂不疏散,每至五更,随气上升而发燥,便不成寐。(《古今医统大全·不寐候》)

不得眠阴阳皆有之,正病于不得眠者,阳明也。若少阴当病于欲寐,今乃不得眠,缘阳气入少阴经,非少阴正病也,有因汗下而然者,有不因汗下而然者,有因火逆而然者,治见本条。但不得眠皆为热证,其有太阳汗下之后,昼日烦躁不得眠一证,虽用干姜附子汤,盖复其汗下所亡之阳,非治其所感之寒病也。(《证治准绳·伤寒·阳明病·不得卧》)

不寐证虽病有不一,然惟知邪正二字,则尽之矣。盖寐本乎阳,神其主也。神安则寐,神不安则不寐,其所以不安者,一由邪气之扰,一由营气之不足耳。有邪者多实证,无邪者皆虚证。凡如伤寒、伤风、疟疾之不寐者,此皆外邪深入之扰也;如痰,如火,如寒气水气,如饮食忿怒之不寐者,此皆内邪滞逆之扰也。舍此之外,则凡思虑劳倦,惊恐忧疑及别无所累而常多不寐者,总属其阴精血之不足,阴阳不交,而神有不安其室耳。知此二者,则知所以治此矣。(《景岳全书·理集·杂证谟·不寐》)

凡五脏受伤,皆能使卧不安。如七情、劳倦、饮食、风寒之类皆是也。(《类经·疾病类·不得卧》)

不寐之故非一,总缘阳不交阴。故或焦烦过度,离火内蒸,汤宜酸枣,丹用补心,银花、竹叶、生地、元参。又或忧劳愤郁,耗损心脾之营,养心汤妙,归脾汤同斟。(《证治针经·不寐》)

按不卧一证,有因外邪扰乱正气而致者;有因内伤已久,心肾不交而致者;有因卒然大吐、大泻而致者;有因事势逼迫,忧思过度而至者。

因外感而致者,由邪从外入,或在皮肤,或在肌肉,或在经输,或在血脉,或在脏腑,正气受伤,心君不宁,故不得卧。必须去其外邪,正复神安,始能得卧。医者当审定邪之所在,如汗出不透者运之,可吐者吐之,可下者下之,可温者温之,可凉者凉之,按定浅深病情提纲,自然中肯。

因内伤而致者,由素秉阳衰,有因肾阳衰而不能启真水上升以交于心,心气即不得下降,故不卧;有因心血衰,不能降君火以下交于肾,肾水即不得上升,亦不得卧。其人定见萎靡不振,气短神衰,时多烦躁。法宜交通上下为主,如白通汤、补坎益离丹之类。

因吐泻而致者,由其吐泻伤及中宫之阳,中宫阳衰,不能运津液而交通上下。法宜温中,如吴茱萸汤、理中汤之类。

因忧思而致者,由过于忧思,心君浮燥不宁,元神不得下趋以交于阴,故不得卧。此非药力可医,必得事事如意,神气安舒,自然能卧。若欲治之,亦只解郁而已,如归脾汤、鞠郁丸之类。(《医法圆通·不卧》)

妇人肥盛多郁不得眠者吐之,从郁结痰火治……盖惊悸、健忘、失志、心风不寐,皆是痰涎沃心……脉数滑有力不眠者,中有宿滞痰火,此为胃不和则卧不安也。(《张氏医通·杂门·不得卧》)

人有昼夜不能寐,心甚躁烦,此心肾不交也。

人有忧愁之后,终日困倦,至夜而双目不闭,欲求一闭目而不得者,人以为心肾之不交也,谁知是肝气之太燥乎?

人有夜不能寐,恐鬼祟来侵,睡卧反侧,辗转不安,或少睡而即惊醒,或再睡而恍如捉拿,人以为心肾不交,而孰知乃胆气之怯也。

人有神气不安,卧则魂梦飞扬,身虽在床,而神若远离,闻声则惊醒而不寐,通宵不能闭目,人以为心气之虚也,谁知是肝经之受邪乎?[《辨证录·不寐门(五则)》]

不寐,心血虚而有热病也。然主病之经,虽专属心,其实五脏皆兼及也。(《杂病源流犀烛·不寐多寐源流》)

夜不安者,将卧则起,坐未稳又欲睡,一夜无宁刻,重者满床乱滚。此血府血瘀,此方(血府逐瘀汤)服十余副可除根。(《医林改错·血府逐瘀汤所治症目》)

五、发热汗出

妇人年五十所,病下利数十日不止,暮即发热,少腹里急,腹满,手掌烦热,唇口干燥。(《金匮要略·妇人杂病脉证并治》)

眠卧多汗者,何也?答曰:盗汗者,因眠卧而身体流汗也,此由阳虚所致。久不已,令人羸瘦,心虚不足,亡津液故也。诊其脉虚弱细微,皆盗汗脉也。(《女科百问·第四十三问》)

盗汗、自汗,虚不暇言矣,然均之为汗也,何为而有盗与自之异耶?盖盗汗者,睡去即出,醒来即收,盗之偷窃乘其虚而惟恐人知,故有盗汗之名焉。

而求其所属之经，则犹于心气之不足。汗者心之液也，心气不足则神不守舍，而液无所摄，故睡中出汗，一惊觉之间，则心神渐定，故汗亦收也。自汗者，无睡无醒，自然濡湿，故有自汗之名焉，较而论之，则自汗为甚是何也？盖盗汗本于心虚，而其真元犹未尽虚也，自汗则真元耗散，腠理皆开，肺失统气之权，不能固表，故毫窍疏豁，汗流不禁，岂不大可畏哉？若汗出如膏，凝而不流者，乃真元尽泄于外，而生气以绝，死期至矣。骨蒸潮热，虚不暇言矣，然何以使热之蒸于骨耶？盖骨之所属者，肾也，肾实则寒，肾虚则热，骨热，龙火大旺，煎熬真阴，真阴既竭，热无所容，流入于骨，故成骨蒸。骨蒸既久，上蒸于颧，颧赤而热，则不救矣。盖颧者骨之本也，骨本一枯，则肾经已绝，死期至矣。（《丹台玉案》卷之四）

【歌】表虚血弱汗成流，湿证淋漓不肯休。痰证津津常浃背，亡阳气脱汗如油。阴虚盗汗兼无血，熟睡沾衾觉即收。心汗盖缘思虑得，圆圆一片在心头。【论】夫自汗者，朝夕汗自出也。盗汗者，睡而出，觉而收，如寇盗然，故以名之，阴虚火盛也。然心之所藏，在内为血，发出为汗，故汗为心液，所以自汗之证，未有不由心虚而动之也。亦有阳虚气弱自汗者，此卫气不能固敛也。有湿盛自汗者，有表虚自汗者，有痰证自汗者，有火气上熏胃中湿而自汗者，种种不同，各因其证而治之。盗汗由于阴虚血弱，常补阴降火益气自愈。若别处无汗，独心孔有汗者，名曰心汗，由思虑多而得，故其病在心，治之宜养心血而汗自止矣。【脉】汗脉浮虚，或濡或涩。自汗在寸，盗汗在尺。（《明医指掌·自汗盗汗心汗证》）

自汗表阳虚恶冷，阳实蒸热汗津津，盗汗阴虚分心肾，心虚不固火伤阴。【注】无因汗出，谓之自汗。自汗谓表阳虚，汗出则恶寒冷，宜用后方。若蒸蒸发热，汗出不恶寒，则为里阳实，宜以调胃承气汤下之。睡则汗出，觉则汗止，谓之盗汗。盗汗为阴虚，当分心虚不固，心火伤阴也。（《杂病心法要诀·自汗盗汗总括》）

妇人有骨蒸夜热，遍体火焦，口干舌燥，咳嗽吐沫，难于生子者。人以为阴虚火动也，谁知是骨髓内热乎？夫寒阴之地固不生物，而干旱之田岂能长养？然而骨髓与胞胎何相关切，而骨髓之热，即能使人不嗣，此前贤未言者也。山一旦创言之，不几为世俗所骇乎？而要知不必骇也，此中实有其理焉。盖胞胎，为五脏外之一脏耳，以其不阴不阳，所以不列于五脏之中。所谓不阴不阳者，以胞胎上系于心包，下系于命门。系心包者通于心，心者阳也；系命门者通于肾，肾者阴也。是阴之中有阳，阳之中有阴，所以通于变化，或生男或生女，俱从此出。然必阴阳协和，不偏不枯，始能变化生人，否则否矣。况胞胎既通于肾，而骨髓亦肾之所化也。骨髓热由于肾之热，肾热而胞胎亦不能不热。且胞胎非骨髓之养，则婴儿无以生骨。骨髓过热，则骨中空虚，惟存火烈之气，又何能成胎？治法必须清骨中之热。然骨热由于水亏，必补肾之阴，则骨热除，珠露有滴濡之喜矣。壮水之主，以制阳光，此之谓也。方用清骨滋肾汤。（《傅青主女科·骨蒸夜热不孕》）

六、惊悸

惊则心无所依，神无所归，虑无所定，故气乱矣！（《素问·举痛论》）

脉痹不已，复感于邪，内舍于心……心痹者，脉不通，烦则心下鼓，暴上气而喘。（《素问·痹论》）

风惊悸者，由体虚，心气不足，心之腑为风邪所乘；或恐惧忧迫，令心气虚，亦受于风邪。风邪搏于心，则惊不自安。惊不已则悸动不定。其状目睛不转而不能呼。诊其脉，动而弱者，惊悸也。动则为惊，弱则为悸。（《诸病源候论·风惊悸候》）

则因汲汲富贵，戚戚贫贱，久思所爱，遽失所重，触事不意，气郁涎聚，遂致忪悸，在心脾经，意思所主，属内所因。（《三因极一病证方论·惊悸证治》）

妇人多惊者，何也？答曰：妇人者，众阴之所集，而以血为之主。夫心主行血，脾主裹血，肝主藏血，因产蓐过伤，或因喜怒攻损，是致营血亏耗。《内经》云：血气者，人之神。血既不足，神亦不定，所以惊怖。巢氏有"风惊悸候"云：心藏神，为诸脏之主。若血气调和，则心神安定；若亏损，则心神怯

弱,故风邪乘虚于之,防以惊悸。若久不止,则变为恍惚也。(《女科百问·第十五问》)

惊悸者血虚,惊悸有时,从朱砂安神丸……怔忡者血虚,怔忡无时,血少者多,有思虑便动,属虚,时作时止者,痰因火动。(《丹溪心法·惊悸怔忡》)

《伤寒明理论》释悸字云:悸,心忪也,筑筑惕惕然动,怔征忪忪不能自安也。则悸即怔忡,而今人分为两条,谬矣。心悸之由,不越二种,一者虚也,二者饮也。气虚者,由阳气内虚,心下空虚,火气内动而为悸也。血虚者亦然。其停饮者,由水停心下,心为火而恶水,水既内停,心不自安,故为悸也。(《证治准绳·杂病·神志门》)

怔忡之病,心胸筑筑振动,惶惶惕惕,无时得宁者是也……凡此者,即皆怔忡之类。此证唯阴虚劳损之人乃有之,盖阴虚于下,则宗气无根,而气不归源,所以在上则浮撼于胸臆,在下则振动于脐旁。虚微者动亦微,虚甚者动亦甚。(《景岳全书·理集·杂证谟·怔忡惊恐》)

人之所主者心,心之所养者血,心血一虚,神气失守,神去则舍空,舍空则郁而停痰,痰居心位,此惊悸之所以肇端也。(《证治汇补·胸膈门·惊悸怔忡》)

七、痿证、痹证

肾者,主蛰,封藏之本,精之处也,其华在发,其充在肾。(《素问·六节藏象论》)

骨枯而髓虚,故足不任身,发为骨痿。(《素问·痿论》)

今脾病不能为胃行其津液,四肢不得禀水谷气,气日以衰,脉道不利,筋骨肌肉,皆无气以生,故不用焉。(《素问·太阴阳明论》)

脾气虚则四肢不用。(《灵枢·本神》)

经脉者,所以行气血而营阴阳,濡筋骨,利关节者也。(《灵枢·本脏》)

身体卒痛者,由劳动血气而体虚,受于风冷,客其经络。邪气与正气交击于肌肉之间,故身体卒痛也。(《诸病源候论·妇人杂病诸侯》)

夫骨者肾之余,髓者精之所充也。肾水流行,则髓满而骨强。迨夫天癸亏而凝涩则肾脂不长,肾脂不长则髓涸而气不行,骨乃痹,而其证内寒也。虽寒不为冻栗,则以肝心二气为阳火,一水不能胜之,特为骨寒而已,外证当挛节,则以髓少而筋燥,故挛缩而急也。(《圣济总录·骨痹》)

病者肾热,腰脊不举,骨枯而髓减,其色黑而齿槁,名曰骨痿。(《三因极一病证方论·五痿证例》)

答曰:腰者,肾之外候。是太阳经之所流连。著痛连小腹,不得俯仰,极极短气,此系肾气虚弱。劳伤过度,风冷乘之,有所不荣,故腰痛速。(《女科百问·第三十九问》)

肾痿者,骨痿也。腰者肾之府,其脉贯脊,其主骨髓,故肾气热则见症若此。(《医经原旨·疾病第十三·痿》)

肾水绝则木气不荣,而四肢干痿,故多怒,鬓发焦,筋骨痿。(《证治准绳·女科·调经门·经闭》)

肾气虚,心悬如饥善恐,惕惕如人将捕,水不胜火,则骨枯而髓虚,故足不任身,发为骨痿。(《医学入门·内集·脏腑》)

阳明虚则血气少,不能润养宗筋,故弛纵,宗筋纵则带脉不能收引,故足痿不用,所以当治阳明也。(《医宗必读·痿》)

水足则精血多,水虚则精血竭,于体主骨,骨痿故属于肾。肾病者,脐下有动气,肾上交于心,则水火既济,不交则火愈亢。位在腰,主腰痛。(《血证论·脏腑病机论》)

其人或风寒袭入经络,或痰涎郁塞经络,或风寒痰涎互相凝结经络之间,以致血脉闭塞。(《医学衷中参西录·医方·治肢体痿废方》)

第三节　治　则　治　法

一、综合论述

许学士云:妇人天癸过期而经脉不调,或三四月不行,或一月再至,腰腹疼痛。《素问》云七损七益,谓女子七七数尽,而经脉不依时者,血有余也,不可止之。但令得依时,不腰痛为善,宜服当归散。当归、川芎、白芍药、黄芩、白术各半两,山茱萸肉两半。上为细末,空心、食前,温酒调下二钱,日三。如冷者去黄芩,加桂心一两。(《妇人大全良方·调经门·妇人天癸过期经脉不调方论》)

妇人因情欲房室,以致经脉不调者,其病皆在肾经。此证最多,所当辨而治之。凡欲念不遂,沉思积郁,心脾气结,致伤冲任之源,而肾气日消,轻则或早或迟,重则渐成枯闭。此宜兼治心、脾、肾,以逍遥饮、秘元煎之类主之。(《景岳全书·妇人规·肾虚经乱》)

此症多因经行胎产,或饮食起居、七情而伤肝脾之所致,又或失于调摄,或过于攻伐而成。东垣先生云:发热之症,肺热者,轻手乃得,微按全无,日西犹甚,乃皮毛之热。其症喘嗽寒热,轻者用泻白散,重者凉膈散、白虎汤、地骨皮散。心热者,微按之,皮肤之下,肌肉之上,轻手乃得,微按至皮毛则热少,加力按之则全不热,是热在血脉也,日中太甚。其症烦心心痛,掌中热而哕,用黄连泻心汤、导赤散、朱砂安神丸。脾热者,轻手扪之不热,重手按至筋骨又不热,不轻不重,在轻重之间,此热在肌肉,遇夜犹甚。其症怠惰嗜卧,四肢不收,无气以动,用泻黄散。肝热者,按之肌肉之下,至骨之上,寅卯时犹甚。四肢满闷,便难转筋,多怒多惊,筋痿不能起于床,用泻青丸、柴胡饮。肾热者,轻手重按俱不热,加重手按至骨分,其热蒸手如火。其症骨苏如虫蚀,困热不能起于床,用滋肾丸。此治实热之法也。窃谓:肺经虚热者,用人参补肺汤。

脾气虚而不能生肺者,用六君子汤。脾热遗于肺者,用三黄丸。心经虚热者,用天王补心丹。命门火衰不能生土者,用八味丸。肝虚不能生心者,用补肝散。肾克心者,用附子理中汤。脾经虚热者,用人参黄芪散。土克水者,用承气汤。脾不能培肝者,用六君子汤。元气下陷及金不能生水者,俱用补中益气汤。肺克肝及肾经虚热与肾不能生肝者,俱用六味丸。(《女科百效全书·骨蒸劳》)

有早起眩晕,须臾自定者,元气虚也,正元饮下黑锡丹。伤湿头晕,用肾着汤加川芎。有痰,用青州白丸子。头风,风热也,久则目晕;偏头风,相火也,久则目紧便涩。皆宜出血以开表之。详按:肝虚头晕,用钩藤散。肾虚头晕,六味丸。头晕吐痰,养正丹,不应,八味丸。血虚,四物、参、茯、白术,不应,当归补血汤。气虚,四君、归、芪,不应,益气汤。肝木实,泻青丸。虚,用地黄丸,不应,川芎散。脾气虚,二陈、参、术、柴胡、升麻,不应,益气汤加茯苓、半夏。脾胃有痰,半夏白术天麻汤。风痰上壅,四神散。发热恶寒,八物汤。七情气逆,四七汤。伤湿而晕,除湿汤。(《女科百效全书·头目眩晕》)

不寐、盗汗、内热晡热,乃脾经血虚,归脾汤。兼寒热,加山栀、熟地。如愈后身起白屑,搔则肌肤如帛所隔,此气血虚,不能荣于腠理也,十全大补汤。若用风药,复伤阴血,反致他证。(《女科经纶·杂证门》)

小柴胡汤治肝胆经症寒热往来,晡热潮热,默默不欲饮食,或怒火,口苦耳聋,咳嗽发热,胁下作痛,甚者不能展侧,两胁闷痞,或泄利,或吐酸食苦水,皆主之。治带下亦间用此加减。柴胡二钱,黄芩一钱,人参、半夏各七分,甘草五分。

归脾汤,治脾经失血,少寐,发热盗汗;或思虑伤脾,不能摄血,以致妄行;

或忧思伤脾,血虚发热;或肢体作痛,大便不调;或经候不准,带下,晡热内热。人参、白术、黄芪、茯苓、当归、龙眼、枣仁、远志各一钱,木香、甘草各五分,姜枣。

龙胆泻肝汤,治肝经湿热,两胁肿痛,或腹中疼痛,或小便涩滞等症。用此加减,治带下。龙胆草、泽泻各一钱,酒生地、车前子、木通、酒当归、山栀、黄芩、甘草各五分。

妙香散,治心气不足,精神恍惚,虚烦少睡,盗汗等症。亦用此加减治带下。人参、甘草(炒)桔梗各五钱,姜汁炒山药、茯苓、远志、茯神、黄芪各一两,朱砂(另研)三钱,麝香(另研)二钱,煨木香二钱半。每末二钱,温酒下。

四七汤,治七情郁结成痰,或如梅核梗于喉中,或中脘停痰气痞,或痰壅气喘,或痰饮呕逆恶心。亦治带下有痰者。半夏钱半,苏叶、厚朴、茯苓各一钱。

导水丸,治赤白带下,随宜酌用。大黄、黄芩各二两,黑牵牛头末、滑石各四两,水泛丸。临卧水下。(《妇科玉尺·治带下病方》)

《大全》曰:妇人冷劳,即无热虚劳也,由血气不足,脏腑虚寒,以致脐腹冷痛,手足时寒,月经失常,饮食不省,或时呕吐,恶寒发热,骨节酸疼,肌肤羸瘦,面色痿黄也。妇人热劳,即有热虚劳也。由心肺壅热,伤于气血,以致心神烦躁,颊赤头疼,唇干眼涩,口舌生疮,神思困倦,四肢壮热,饮食无味,肢体酸疼,心忡盗汗,肌肤日瘦,或寒热往来,当审其所因,调补气血,其病自愈矣。又曰:妇人有瘵骨蒸热,多因经行胎产,或饮食起居七情,重伤肝脾之所致。又有失于调摄,或过于攻伐而成,与男子治法,稍有不同,故方亦专治妇人。(《妇科玉尺·虚劳原由症治》)

二、血崩

夫妇人年及五十以上,经血暴下者。妇人经血,终于七七之数,数外暴下,《内经》曰:火主暴速,亦因暴喜暴怒,忧结惊恐之致然也。慎不可作冷病治之,如下峻热之药则死。止可用黄连解毒汤,以清于上;更用莲壳灰、棕毛,以渗于下;然后用四物汤加玄胡散,凉血和经之药是也。(《儒门事亲·经血暴下》)

月事不及期，忽崩血昏愦，发热不寐。或谓血热妄行，投以寒剂益甚。或谓胎成受伤，投以止血，亦不效。余曰：此脾气虚弱无以统摄故耳，法当补脾而血自止，用补中益气汤加炮姜，不数剂而验。唯终夜少寐惊悸，别服八物汤不效。余曰：杂矣，乃与归脾汤加炮姜以补心脾，遂如初。（《证治准绳·女科·杂症门上·惊悸》）

治有五脏之分，然有可分者，有不可分者。可分者，如心肺居于膈上，二阳脏也；肝脾肾居于膈下，三阴脏也。治阳者宜治其气，治阴者宜治其精，此可分之谓也。然五脏相移，精气相错，此又其不可分者也……脾为中州之官，水谷所司，饷道不资，必五路俱病，不究其母，则必非治脾良策。（《景岳全书·妇人规·崩淋经漏不止》）

若其既崩之后，则当辨其有火无火。有火者，因火通血，宜保阴煎主之。无火者，因隔而决，或其有滞，当去其故而养其新，宜调经饮先以理之，然后各因其宜，可养则养，用小营煎，可固则固，用固阴煎之类主之。（《景岳全书·妇人规·崩淋经漏不止》）

崩之为病，乃血大下，岂可为寒？但血去后，其人必虚，当大补气血为主。东垣专主于寒而不言热者，亦间而有之，但不知热之多也。丹溪曰：有虚有热，虚则不溜，热则流通。《内经》曰：阴虚阳搏谓之崩。

崩漏之疾，亦有阴阳。若妇人年五十后，经止数年矣，忽经又行，兼腹痛，或身热口渴者，曰崩，阴证也。若妇人年三四十后，经行三十日，涌暴不止者，阳证也，曰漏。（《古今医鉴·崩漏》）

崩漏论治第一。夫气血者，人身之阴阳也。阳主气，阴主血；阳主升，阴主降；阳主动，阴主静。一动一静，互为其根，一升一降，循经而行，何崩漏之有？若阳有余则升者胜，血从上窍而出；阴不足则降者胜，血从下窍而出。更加冲任不足，气血有亏，不能压制其经，故肾不能摄血，脾不统血，肝不能藏血，以致血海动摇，忽然血崩暴下，重则为崩，轻则为漏，淋漓不已，久而不止。水涸而火益炽，卫伤则营愈损。气无以御其血，血何能安其位，而崩败之患何由而瘵？然症虽属气血之虚，皆因脾胃先伤，若能受补，庶可药救。如误用寒凉止涩之剂，复伤脾胃，则血不归经矣，安能望其愈乎？治之者，宜当举陷升清，平调气血，更宜培养中州，正气得恢而病自痊矣。（《秘传内府经验女科·众疾门》）

妇人经断复来：经断复来血热甚，芩心醋丸温酒吞，益阴知柏龟生地，缩砂炙草枣姜寻，血多热去伤冲任，十全大补与八珍，暴怒忧思肝脾损，逍遥归脾二药斟。（《医宗金鉴·经闭门》）

妇人暴崩下血，此因肾水阴虚，不镇制胞络相火，故血走而崩也，凉血地黄汤主之。然此症多起于内伤，若小腹不痛，只宜此药，或八物汤加芩连。若痛者，先宜大剂四物汤，归身、白芍、川芎倍之，加醋制香附。若用补药，宜补宫汤加芩连。又血崩证有二说：瘀血也，空痛也。瘀血者，体必作寒热；空痛者，不作寒热也。瘀血则当去，空痛则当补……如妇人血崩不止，乃冲任虚弱，脏腑虚冷所致也。（《女科切要·血崩》）

如妇人年老血崩，八物汤加芩连。此一时急救之药也，必先顾其胃气为妙。如血崩，服煎剂不止，易用散子之药，如棕灰、锅底墨、炒黑山栀、槐花、侧柏、人参、黄芪、甘草之类为末，童便送下。若以为丸更妙，或用小蓟汁、藕汁调服。（《女科切要·血崩》）

妇人四十九岁经当止，今每月却行过多，及五旬外，月事比少时更多者，血热或血不归经也，宜芩心丸、琥珀丸。（《妇科玉尺·月经》）

徐春甫曰：崩漏最为大病，年少之人，火炽血热，房事过多，经行交感，俱致斯疾。大都凉血固涩，升气益荣，而可愈也。中年以上人，及高年寡妇，多是忧虑过度，气血俱虚，此为难治，必须大补气血，养脾升胃固血，庶保十之二三。若不早治，正如圮厦之难支也。盖血崩症，有因虚，有因热。虚则下陷，热则流溢。视其缓急标本治之。缓用四物加条芩、附子，急用神效丸。有因血脏虚冷，宜四物加黄芩、阿胶、参、芪。东垣谓崩带下久，有属于寒，不可一

论。(《妇科玉尺·崩漏原由症治》)

三、情志疾病

百合病者……每溺时头痛者，六十日乃愈；若溺时头不痛，淅然者，四十日愈；若溺快然，但头眩者，二十日愈。其证或未病而预见，或病四五日而出，或二十日，或一月微见者，各随证治之。(《金匮要略·百合狐惑阴阳毒病脉证治》)

妇人脏躁，喜悲伤欲哭，象如神灵所作，数欠伸，甘麦大枣汤主之。甘麦大枣汤方：甘草三两，小麦一升，大枣十枚。上三味，以水六升，煮取三升，温分三服。亦补脾气。(《金匮要略·妇人杂病脉证并治》)

夫百合之病者……其病亦有始中伤寒，便成斯疾，或患经多日，方始变为此证。其候恶寒而呕者，在上焦也，二十日当愈；其状腹满微喘，三四日一大便，时复小便利者，病在中焦也，六十日当愈；其状小便淋沥难者，病在下焦也，四十日当愈。各随其证，以治之尔。(《太平圣惠方·治伤寒百合病诸方》)

妇人喜少怒多，悲泣不止，何也？答曰：妇人悲泣不止，象如神灵，或以祟祈祷，终不应，《金匮》谓之脏燥是也，为所欲不称其意，大枣汤主之。(《女科百问·第二十七问》)

妇人血虚，怒气用心者如癫状，又如心风，或笑歌，或妄语，月事及产中，多有此证，四七汤半帖，去厚朴加人参、麦门冬、桂、芎、归各半钱，名增减四七汤。(《证治要诀》卷之十二)

六郁仍分痰火积，郁者，病结不散也。六郁：气、血、痰、食、湿、热。然气郁则生湿，湿郁则成热，热郁则成痰，痰郁则血不行，血郁则食不消而成癥痞，六者皆相因为病。(《医学入门·内伤·郁》)

心郁者,神气昏昧,心胸微闷,主事健忘者是也。

肝郁者,两胁微膨,或时刺痛,嗳气连连有声者是也。

脾郁者,中脘微满,生涎少食,倦怠嗜卧,四肢无力者是也。

肺郁者,毛皮枯涩,燥而不润,欲嗽而无痰者是也。

肾郁者,小腹微硬,腰腿重胀,精髓亏少,淋浊时作,不能久立者是也。

胆郁者,口苦,身微潮热往来,惕惕然人将捕之是也。(《古今医统大全·郁证门》)

许学士云:乡里有一妇人,数次无故悲泣不止,或谓之有祟,祈禳请祷备至,终不应。予忽忆《金匮》有一证云:妇人脏躁,悲伤欲哭,象如神灵,数欠伸者,宜甘麦大枣汤。予急令治药,尽剂而愈。古人识病制方,种种绝妙如此。薛氏曰:前证或因寒水攻心,或肺有风邪者,治当审察。一妊妇无故自悲,用大枣汤二剂而愈。后复患,又用前汤,佐以四君子加山栀而安。一妊妇悲哀烦躁,其夫询之,云我无故,但自欲悲耳,用淡竹茹汤为主,佐以八珍汤而安。甘麦大枣汤治妇人脏躁,悲伤不止(悲伤肺病,此方补脾,所谓补母也,且甘能生湿,湿生则又何燥焉):甘草三两,小麦一升,大枣十枚。上以水六升煮取三升,温分三服,亦补脾气。淡竹茹汤治妊妇心虚惊悸,脏躁,悲伤不止。又治虚烦甚效。麦门冬(去心)、小麦、半夏(汤泡)各一钱半,人参、白茯苓各一钱,甘草五分。一作一服,加生姜五片,枣一枚,淡竹茹一团如指大,水煎服。一方治脏躁,悲哭及自笑自哭。用红枣烧存性,米饮调下。(《济阴纲目·脏躁悲伤》)

萧慎斋按:无故悲伤肺病,脏燥者,肺脏燥也,胎前气血壅养胎元,则津液不能润,肺燥当补母,故有甘麦大枣以补脾。若立斋用八珍汤补养气血,真佐前人未尽。(《女科经纶·胎前证下》)

然治相并之邪,必安之和之,用小麦养肝气止躁,甘草、大枣之甘,以缓气之苦急,躁止急缓,则脏安而悲哭愈。然又曰亦补脾气者,乃肝病先实脾,不惟畏其传,且脾实而肺得母气以安,庶不离位过中而复下并矣。(《金匮玉函经二注·妇人杂病脉证并治》)

脏属阴,阴虚而火乘之则为燥。不必拘于何脏,而既已成燥,则病症皆同。但见其悲伤欲哭,象如神灵所作,出现心病,又见其数欠善伸,出现肾病。所以然者,五志生火,动必关心,阴脏既伤,穷必及肾是也。(《女科要旨·杂病》)

凡妇人平时悲伤好哭,自己不知其故,颠狂骂人,如有鬼神附之者是。生甘草三两,小麦一升,红枣十个,水六大碗,煮三碗,分三次服。(《奇效简便良方·妇女》)

黄连阿胶汤,治心烦不寐,大清心火,生心中之阴液以安神。仲景之大剂也。(《血证论》卷八)

四、惊悸

养神丸,治心气不定,惊悸多忘,治胃中虚冷恶寒,倦卧而不寐,少气,口苦身热。(《普济方·心脏门·心健忘》)

因血虚。肝主血,无血养则木盛,故易惊。心神忤乱,气与涎结,遂使惊悸。血虚,治宜朱砂安神丸。气涎相结,宜温胆汤,在心胆经……悸因失志气郁,涎聚在心脾经,治宜定志丸。失志者,或事不如意,久思所爱。少阴心悸,乃邪入于肾,水乘心,唯肾欺心,火惧水也。治在于水,以茯苓导其湿,四逆散调之,枳实、柴胡、芍药、甘草是也。

与惊悸不同,名亦谓之悸,故书以别之……朱砂安神丸治血虚惊悸……温胆汤治心胆性易惊……寒水石散治因惊心气不行,郁而生痰,结为饮。(《脉因证治·惊悸》)

按:惊悸一证,名异而源同,同在心经也。惊由神气之衰,不能镇静;悸由水气之忧,阴邪为祟。二证大有攸分,不得视为一例。予意当以心惊为一证,心悸为一证,临证庶不至混淆,立法治之,方不错乱。夫曰惊者,触物而心即惶惶无措,偶闻震响而即恐惧无依,此皆由正气衰极,神无所主。法宜扶阳,交通水火为主,如白通汤、补坎益离丹之类,多服自愈。悸者,心下有水气也,心为火地,得阴水以扰之,故心不安。水停心下,时时荡漾,故如有物冲也。法宜行水,为桂苓术甘汤、泽泻散之类。若悸甚而心下痛甚,时闻水声,又当以十枣汤决堤行水,不可因循姑惜,以酿寇仇也。(《医法圆通·惊悸》)

若惊悸,眠多异梦,随即惊觉者,宜温胆汤加酸枣仁、莲肉各一钱,以金银煎,下十四友丸或镇心丹(见《和剂》)、远志丸(用远志、茯神、益智)、酒调妙香散(《要诀》)。

治惊悸,必先以养心安神之剂,随后豁痰。或用此法,大便结而脉实者,以朱砂滚痰丸下之。一服不愈,再服之,无不愈者(《医统》)。

肝出谋虑,游魂散守,恶动而惊,重治于肝经。胆为决断,属志不伸,触事而惊,重治于胆腑。有因怒气伤肝,有因惊气入胆,母能令子虚,因而心血不足;又或嗜欲繁冗,思想无穷,则心神耗散而心君不宁,此其所以有从肝胆出治也。(《杂病广要·脏腑类·惊悸》)

治魂以肝为主,治魄以肺为主,二者对勘自明。然恍惚、惊悸、惑乱、怔忡、癫狂,皆是神不清明之证。人身有魂魄,而所以主是魂魄者,则神也。故凡诸证,总以安神为主,安神丸、金箔镇心丸治之。(《血证论·恍惚》)

五、发热汗出

治内伤及一切虚损之症,自汗不休,总用补中益气汤,少加附子、麻黄根、小麦,其效捷如影响。但升麻、柴胡,俱用蜜水拌炒,以杀其升发涌汗之性。又欲其引参等药至肌表,故不可缺也。如左寸脉浮洪而自汗者,心火炎也,本方倍参,加麦门冬、五味子、黄连各五分。如左关脉浮弦而自汗者,挟风邪也,本方加桂枝、芍药。若无阴虚,只用桂枝汤亦可。左尺脉浮洪无力而自汗者,水亏火盛也,本方加黄柏、知母各五分,熟地黄一钱,壮水之剂以制阳光。如右寸脉浮洪,或伏而滑,此挟痰也,根据本方加知母、贝母、天花粉各八分。如右关脉浮洪无力而自汗者,此脾元怯弱也,只根据本方倍参。右尺脉洪数无力而自汗者,或盗汗,相火挟心火之势,而凌伐肺金也,宜当归六黄汤。(《古今医鉴·自汗盗汗》)

前症若寅、卯、辰时潮热者,肝经燥热也,用六味丸补肾水以生肝血;若巳、午、未时潮热者,心经虚热也,用六味丸壮水之主,以制阳光;申、酉、戌时潮热者,肺经虚热也,用补中益气汤培脾土以生肺金;亥、子、丑时潮热者,肾涸虚热也,用六味丸;兼手足逆冷者,肾经虚败也,用六味丸。大凡潮热、发热、晡热者,五脏齐损也,须用六味丸;气血亏损者,须用十全大补汤。(《明医杂著·劳瘵》)

治痰火证具,阴虚盗汗,脉细而数,或弦涩虚微者宜之,兼梦遗者亦宜。当归身(一钱,益阴生血,止盗汗)、熟地黄(一钱,滋肾水,益真阴,止盗汗)、白芍药(煨,一钱,补劳退热,除烦益气,泻肝安脾,止盗汗)、白茯神(去木,一钱,治同前)、柏子仁(炒,一钱,研末,止心惊盗汗)、牡蛎粉(一钱,治同前)、黄柏(蜜炒,一钱,益肾止汗)、白术(土炒,一钱,治同前)、甘草(炙,五分,泻阴火补脾止汗)、黄连(酒炒,五分,除心热,止盗汗)、麦门冬(去心,一钱,治心烦,止盗汗)、浮小麦(微炒,一撮,止盗汗),上十四味,治阴虚盗汗之圣药,脉细数者尤宜。若盗汗盛者,亦加麻黄根五分,龙骨五分。若盗汗微而本证甚者,但俱以本证药为主,如证增减。(《痰火点雪·自汗盗汗》)

寡妇寒热似疟第七。褚氏云:寡妇、尼姑以及怨女,皆因独阴无阳,欲心动而不遂,恹恹成病,乍寒乍热而有似热,则经闭不通,白浊白淫,痰热咳血,膈噎痞闷,面䵟疲瘠。诊其脉,独肝脉弦,出寸口,上鱼际。此皆血盛所致。《经》云:男子精盛则思室,女人血盛则怀胎。观其精血,思过半矣。(《秘传内府经验女科·众疾门》)

六、不寐

虚者,用六君子汤加炒酸枣仁、黄芪;痰者,用温胆汤减竹茹一半,加南星、炒酸枣仁;伤寒不寐者,当求之本门。酸枣仁炒熟,便补胆虚寒不眠;生用,便泻胆实热而多睡。(《古今医鉴·不寐》)

高枕无忧散治心胆虚怯,昼夜不睡。陈皮、半夏(姜制)、白茯苓(去皮)、枳实(麸炒)、竹茹、麦门冬(去心)、龙眼肉、石膏各一钱半,人参五钱,甘草一钱半。上锉一剂。水煎服。酸枣仁汤治多睡及不睡。酸枣仁(和皮微炒)、人参(去芦)、白茯苓(去皮)各等分。上锉一剂。水煎,如不要睡,即热服;如要睡,即冷服。胆虚不眠,寒也。用酸枣仁(炒)为末,竹叶煎汤调服。胆实多睡,热也。用酸枣仁(生)为末,茶、姜汁调服。(《万病回春·不寐》)

无邪而不寐者,必营气之不足也。营主血,血虚则无以养心,心虚则神不守舍,故或为惊惕,或为恐畏,或若有所系恋,或无因而偏多妄思,以致终夜不寐,及忽寐忽醒,而为神魂不安等证。皆宜以养营养气为主治。若思虑劳倦伤心脾,以致气虚精陷,而为怔忡、惊悸、不寐者,宜寿脾煎或归脾汤。若七情内伤,血气耗损,或恐畏伤肾,或惊惧伤胆,神以精亏而无依无寐者,宜五福饮、七福饮,或三阴煎、五君子煎择而用之。若营卫俱伤,血气大坏,神魂无主而昼夜不寐者,必用大补元煎加减治之。若劳倦伤心脾,中气不足,清阳不升,外感不解而寒热不寐者,补中益气汤。若思虑过度,心虚不寐而微兼烦热者,养心汤或酸枣仁汤。若焦思过度,耗心血,动心火,而烦热干渴不寐者,天王补心丹。若心虚火盛,烦乱内热而怔忡不寐者,安神丸。若精血虚耗,兼痰气内蓄,而怔忡夜卧不安者,秘传酸枣仁汤;痰盛者,十味温胆汤。凡人以劳倦思虑太过者,必致血液耗亡,神魂无主,所以不寐,即有微痰微火,皆不必顾,只宜培养气血,血气复则诸证自退。若兼顾而杂治之,则十暴一寒,病必难愈,渐至元神俱竭而不可救者有矣。(《景岳全书·理集·杂证谟》)

不寐,心血虚而有热病也。然主病之经虽专属心,其实五脏皆兼及也。盖由心血不足者,或神不守舍,故不寐(宜归脾汤、琥珀养心丹)。有由肝虚而邪气袭之者,必至魂不守舍,故卧则不寐,怒益不寐,以肝藏魂、肝主怒也(宜珍珠丸)。有由真阴亏损,孤阳漂浮者,水亏火旺,火主乎动,气不得宁,故亦不寐……法宜清热(宜六味丸加知柏)。[《杂病源流犀烛·不寐多寐源流(梦魇)》]

清臣曰:不寐一证,多由精血亏损,无以养心,心虚则神不守舍,故令人不寐。治法以养血安神为主。心虚血少,养荣汤:生地六钱,茯神五分,枣仁、麦冬各三钱,五味十粒,桂元三个,竹茹,灯心。心虚火盛,朱砂安神丸:生地五两,当归二两,黄连二两半,甘草五钱,为丸,朱砂一钱为衣,服。心胆虚弱,高枕无忧散:潞参,茯神,陈皮,半夏,枳实,石膏,麦冬,枣仁,甘草,桂元,竹茹。痰涎扰心,温胆汤,加枣仁、远志、五味。一加南星、枣仁。心肾不交,上下两济丹:熟地一两,焦术五钱,枣皮三钱,人参一钱,黄连、肉桂各五分。血虚肝燥,安睡丹:熟地一两,生地、当归、白芍各五钱,菊花三钱,枣皮、枸杞各二钱,甘草一钱。思虑过度,养心汤:二地,当归,潞参,茯神,莲米,麦冬,枣仁,柏仁,炙草,五味,灯心。劳伤心脾,归脾汤。历久不愈,安睡如神汤:人参、茯苓、茯神、焦术、山药、枣仁各三钱,远志八分,炙草一钱(研),寒水石二钱,朱砂一钱(冲服)。睡诀云:睡则必侧,觉正而伸,早晚以时,先睡心,后睡眼,晦庵以此为古今未发之妙。(《医学集成·不寐》)

不寐之故,属心血不足,有热所致。故仲淳曰:治不寐当以养阴血,清心火为要。然亦有因肝经血虚,气滞而不寐者,则当疏肝养血。有因胸膈痰壅,气逆而不寐者,则当涤痰降气。有因病后血少,或劳症阴虚而不寐者,则当滋阴养目。此尚大略,然虚实不齐,神而明之,存乎其人耳。(《顾松园医镜》卷十二)

七、骨痿、骨痹

牛膝丸治肾肝虚损,骨痿不能起于床,筋弱不能收持,宜益精缓中。(《景岳全书·图集·古方八阵·和阵》)

妇人常时腰痛者何?曰:补中益气汤加杜仲。然风寒湿瘀俱能作痛,不可概作虚治也。妇人腰膝作痛,走注不定,如虎咬之状,不可忍者何?曰:此行经时,或产后,受风寒湿之气,滞于三阴,治用独活寄生汤倍红花、牛膝,加酒。妇人遍身麻木者何?曰:麻者,气虚也;木者,血死也。治麻以乌药顺气汤加清痰活血药;治木以当归拈痛汤加苏木、清痰药。(《妇科百辨·杂证》)

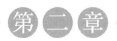

特 色 方 剂

第一节 经 典 方 论

一、诸病

1. **牛黄清心丸** 治诸风缓纵不随,语言蹇涩,心忪健忘,恍惚去来,头目眩冒,胸中烦郁,痰涎壅塞,精神昏愦。又治心气不足,神志不定,惊恐怕怖,悲忧惨戚,虚烦少睡,喜怒无时;或发狂癫,神情昏乱。白芍药、麦门冬(去心)、黄芩、当归(去苗)、防风(去苗)、白术各一两半,柴胡、桔梗、芎劳、白茯苓(去皮)、杏仁(去皮、尖,双仁,麸炒黄,别研)各一两二钱半,神曲(研)、蒲黄(炒)、人参(去芦)各二两半,羚羊角末、麝香(研)、龙脑(研)各一两,肉桂(去粗皮)、大豆黄卷(碎炒)、阿胶(碎炒)各一两七钱半,白蔹、干姜(炮)各七钱半,牛黄(研)一两二钱,犀角末二两,雄黄(研飞)八钱,干山药七两,甘草(锉、炒)五两,金(内四百箔为衣)一千二百箔,大枣(蒸熟去皮、核,研成膏)一百枚。

上除枣、杏仁、金箔、二角末及牛黄、麝香、雄黄、龙脑四味外,为细末,余药和匀,用炼蜜与枣膏为丸,每两作一十丸,用金箔为衣。每服一丸,温水化下,食后服之。(《太平惠民和剂局方》卷之一)

2. **五香散** 升降诸气,宣利三焦,疏导壅滞,发散邪热。治阴阳之气郁结不消,诸热蕴毒,肿痛结核,或似痈疖而非,使人头痛恶心,寒热气急。木香、丁香、沉香、乳香、藿香各等份。上为粗末。每服三钱,水一盏半,煎至八分,去滓,食后温服。(《太平惠民和剂局方》卷之三)

3. **分心气饮** 治男子、妇人一切气不和,多因忧愁思虑,怒气伤神,或临食忧戚,或事不随意,使郁抑之气留滞不散,停于胸膈之间,不能流畅,致心胸痞闷,胁肋虚胀,噎塞不通,噫气吞酸,呕哕恶心,头目昏眩,四肢倦怠,面色萎黄,口苦舌干,饮食减少,日渐羸瘦,或大肠虚秘,或因病之后,胸膈虚痞,不思饮食,并皆治之。木香(不见火)、桑白皮(炒)各半两,丁香皮一两,大腹子

（炮）、桔梗（去芦，炒）、麦门冬（去心）、草果仁、大腹皮（炙）、厚朴（去粗皮，姜汁制）、白术、人参（锉）各半两，香附子（炒，去毛）、紫苏（去梗）、陈皮（去白）、藿香各一两半，甘草（炙）一两。上㕮咀。每服二钱，水一盏，入生姜三片，枣子一个（擘破去核），及灯心十茎，煎至七分，去滓温服，不拘时候。（《太平惠民和剂局方》卷之三）

4. 人参荆芥散 治妇人血风劳气，身体疼痛，头昏目涩，心忪烦倦，寒热盗汗，颊赤口干，痰嗽胸满，精神不爽。或月水不调，脐腹疞痛，疹癖块硬，疼痛发歇。或时呕逆，饮食不进。或因产将理失节，淹延瘦瘁，乍起乍卧，甚即着床。荆芥穗、人参、桂心、生干地黄、北柴胡、鳖甲（醋炙）、酸枣仁（炒）、枳壳（制）、羚羊角屑（别为末）、白术各七钱半，川芎、当归、防风、甘草各半两，上为粗末，每服三钱。水一盏半，生姜三片，煎至八分，去滓热服，无时候，日二服。常服除一切风虚劳冷、宿疾。孕妇休服。（《妇人大全良方·妇人血风劳气方论》）

5. 荆芥煮散 治妇人血海虚冷，手足烦疼，颊赤口干，背甲劳倦，寒热往来，咳嗽痰涎，饮食进退，血经不调，多惊盗汗，胸膈不快。但是风劳气冷，并皆治之。荆芥穗四两、北柴胡、秦艽、白芷、黄芪各二两，当归、莪术、川芎、麦门冬、白茯苓、人参、白芍药、沉香、海桐皮、枳壳、熟地黄、甘草、酸枣仁、木香、槟榔各一两，鳖甲（制）、白豆蔻、桂心、苦梗各二两。上为细末，每服二钱。姜三片，乌梅一个，煎至七分，无时温服。如极虚，去槟榔。每日二服，临卧服尤佳。忌生冷、动风、甜物。腹有颗块，服之便消。（《妇人大全良方·妇人血风劳气方论》）

6. 如圣散 治妇人所禀血气不足，不耐寒暑，易冒疾伤，月水不调。久而心虚，状若心劳。四肢易倦，筋骨少力，盗汗易惊，或时不宁，五心烦热，肌肤不长，间作头昏，饮食无味，胸膈不利。或产前、产后受病，并可服之。北柴胡、白茯苓、甘草、熟地黄、人参、当归各一两，鳖甲、胡黄连、沉香、知母各半两，桑寄生、干葛各三分。上为细末，每服二钱。水一盏，乌梅一个，枣二枚，麦门冬数粒，煎至八分，无时候。（《妇人大全良方·妇人血风劳气方论》）

7. 黄芪散 治妇人热劳羸瘦，四肢烦疼，心躁口干，不欲饮食。人参、黄芩、当归各三分，北柴胡（去苗）两半、黄芪、地骨皮、赤茯苓、麦门冬、生地黄、赤芍药各一两，甘草一分。上㕮咀，每服四钱。水一盏，姜五片，煎六分，去滓温服,无时。

8. **半夏散**　治妇人热劳,烦渴口干,体瘦无力,四肢疼痛;或时寒热,痰逆呕吐,不思饮食。半夏、知母、苦梗、人参、赤茯苓、秦艽、赤芍药、麦门冬、乌梅肉各半两,鳖甲(醋炙)、北柴胡、黄芪各一两,大腹皮三分,甘草一分。上为粗末,每服四大钱。水一盏半,生姜三片,煎至七分,去滓温服,无时候。(《妇人大全良方·妇人热劳方论》)

9. **秦艽散**　治血经有热,月脉凝滞,五心烦倦(出《妇人经验方》)。麦门冬、秦艽各一两,生地黄、当归各半两,地骨皮、郁金、苏木各一分。上为细末,每服一钱半。水一盏,红花少许,同煎至七分,温服。若经脉调,不用红花。忌酒与热物。此方可服一年。(《妇人大全良方·妇人热劳方论》)

10. **麦门冬散**　治妇人客热,四肢烦闷疼痛,不下饮食。麦门冬、北柴胡、赤茯苓各一两,羚羊角屑、赤芍药、桑白皮、黄芪各三分,生干地黄、甘草各半两。上㕮咀,每服四钱。水一盏,姜三片,煎六分,去滓温服,无时候。(《妇人大全良方·妇人客热方论》)

11. **犀角散**　治妇人客热,四肢烦闷疼痛,不下饮食。犀角屑、赤芍药、地骨皮、红花、甘草各半两,北柴胡一两,黄芪一两半,麦门冬、人参、枳壳、赤茯苓各三分。上㕮咀,每服四钱。水一盏半,姜三片,煎七分,去滓,无时温服。(《妇人大全良方·妇人客热方论》)

12. **黄芪散**　治妇人客热,心胸壅闷,肢节烦痛,不思饮食。生干地黄、黄芪各一两,犀角屑、甘草、瓜蒌子仁、黄芩各半两,人参、茯神各三分。上为细末,每服二钱。水一中盏,淡竹叶五片,煎至七分,温服,无时候。(《妇人大全良方·妇人客热方论》)

13. **温胆汤**　竹茹、枳实(麸炒)、半夏(制)、甘草各二两,陈皮(去白)、生姜各四两。胆热呕痰,气逆吐苦,梦中惊悸者,此方主之。胆,甲木也,为阳中之少阳,其性以温为常候,故曰温胆。竹茹之清,所以去热;半夏之辛,所以散逆;枳实所以破实,陈皮所以消滞,生姜所以平呕,甘草所以缓逆。伤寒解后,多有此证,是方恒用之。(《医方考》卷二)

14. **凉膈散**　黄芩(酒炒)、栀子仁(炒黑)、薄荷各一两,连翘四两,大黄(酒浸)、芒硝、甘草各二两。共为末,每服五钱。火郁上焦,大热面赤者,此方主之。黄芩、栀子,味苦而无气,故泻火于中;连翘、薄荷,味薄而气薄,故清热于上;大黄、芒硝,咸寒而味厚,诸实皆泻;用甘草者,取其性缓而恋膈也。不作汤液而作散者,取其泥膈而成功于上也。(《医方考》卷二)

15. **加味逍遥散** 当归、白芍药、白术、柴胡、茯神、甘草各一钱,丹皮、山栀各七分。六极之外,又有七伤。一曰大怒逆气伤肝。肝伤则少血目暗,宜此方主之。《经》曰:肝者,将军之官,故主怒。怒则气逆,气逆则血亦逆,故少血。眼者,肝之窍。又曰:目得血而能视。今肝伤少血,放令目暗。越人云:东方音实,故肝脏有泻而无补,即使逆气自伤,疏之即所以补之也。此方名曰逍遥,亦是疏散之意。柴胡能升,所以达其逆也。芍药能收,所以损其过也。丹、栀能泻,所以伐其实也。木盛则土衰,白术、甘草扶其所不胜也。肝伤则血病,当归所以养其血也。木实则火燥,茯神所以宁其心也。(《医方考》卷三)

16. **越鞠丸** 香附(醋炒)、苍术(米泔浸)、抚芎、栀子(炒黑)、神曲(炒)等份。

水丸小豆大,每服百丸。诸郁者,此方主之。越鞠者,发越鞠郁之谓也。香附理气郁,苍术开湿郁,抚芎调血郁,栀子治火郁,神曲疗食郁。此以理气为主,乃不易之品也。若主湿郁,加白芷、茯苓。主热郁,加青黛。主痰郁,加南星、海石、栝蒌。主血郁,加桃仁、红花。主食郁,加山楂、砂仁。此因病而变通也。如春加防风,夏加苦参,秋冬加吴茱萸,乃《经》所谓升降浮沉则顺之,寒热温凉则逆之耳!(《医方考》卷四)

17. **宁志丸** 人参、白茯苓、白茯神、酸枣仁(酒浸半日,隔纸炒)、当归、远志、柏子仁、琥珀各半两,乳香、石菖蒲、朱砂各二钱五分。蜜丸梧子大。每服三十丸。气血虚,梦中多惊者,此方主之。重可以去怯,故用朱砂。明可以安神,故用琥珀。香可以利窍,故用乳香、菖蒲。气可以生神,故用参、苓、茯神。仁可以归心,故用柏仁、枣仁。酸可使养津,故用远志。润可以益血,故用当归。(《医方考》卷五)

18. **逍遥饮** 治妇人思郁过度,致伤心脾冲任之源,血气日枯,渐至经脉不调者。当归二三钱,芍药钱半,熟地三五钱,枣仁二钱(炒),茯神钱半,远志(制)三五分,陈皮八分,炙甘草一钱。水二钟,煎七分,食远温服。如气虚者,加人参一二钱,如经水过期兼痛滞者,加酒炒香附一二钱。(《景岳全书·妇人规·肾虚经乱》)

19. 左归饮 此壮水之剂也。凡命门之阴衰阳胜者,宜此方加减主之。此一阴煎、四阴煎之主方也。熟地二三钱或加至一二两,山药二钱,枸杞二钱,炙甘草一钱,茯苓一钱半,山茱萸一二钱。畏酸者少用之。水二钟,煎七分,食远服。如肺热而烦者,加麦冬二钱;血滞者,加丹皮二钱;心热而躁者,加玄参二钱;脾热易饥者,加芍药二钱;肾热骨蒸多汗者,加地骨皮二钱;血热妄动者,加生地二三钱;阴虚不宁者,加女贞子二钱;上实下虚者,加牛膝二钱以导之;血虚而燥滞者,加当归二钱。(《景岳全书·妇人规·肾虚经乱》)

20. 左归丸 治真阴肾水不足,不能滋养营卫,渐至衰弱,或虚热往来,自汗盗汗,或神不守舍,血不归源,或虚损伤阴,或遗淋不禁,或气虚昏运,或眼花耳聋,或口燥舌干,或腰酸腿软。凡精髓内亏、津液枯涸等证,俱速宜壮水之主,以培左肾之元阴,而精血自充矣,宜此方主之。大怀熟(地)八两,山药(炒)四两,枸杞四两,山茱萸肉四两,川牛膝(酒洗蒸熟)三两(精滑者不用),菟丝子(制)四两,鹿胶(敲碎炒珠)四两,龟胶(切碎炒珠)四两(无火者不必用)。上先将熟地蒸烂杵膏,加炼蜜丸桐子大,每食前用滚汤或淡盐汤送下百余丸。如真阴失守,虚火炎上者,宜用纯阴至静之剂,于本方去枸杞、鹿胶,加女贞子三两、麦冬三两。如火烁肺金、干枯多嗽者,加百合三两。如夜热骨蒸,加地骨皮三两。如小水不利不清,加茯苓三两。如大便燥结,去菟丝,加肉苁蓉三两。如气虚者,加人参三四两。如血虚微滞,加当归四两。如腰膝酸痛,加杜仲三两,盐水炒用。如脏平无火而肾气不充者,加破故纸三两,去心莲肉、胡桃肉各四两,龟胶不必用。凡五液皆主于肾,故凡属阴分之药,无不皆能走肾,有谓必须导引者,皆见之不明耳。(《景岳全书·妇人规·肾虚经乱》)

21. 一阴煎 此治水亏火胜之剂,故曰一阴。凡肾水真阴虚损而脉证多阳,虚火发热及阴虚动血等证,或疟疾、伤寒屡散之后,取汗既多,脉虚气弱而烦渴不止,潮热不退者,此以汗多伤阴、水亏而然也,皆宜用此加减主之。生地二钱,熟地三五钱,芍药二钱,麦冬二钱,甘草一钱,牛膝一钱半,丹参二钱。水二钟,煎七分,食远温服。如火盛躁烦者,入真龟胶二三钱化服;如气虚者,间用人参一二钱;如心虚不眠多汗者,加枣仁、当归各一二钱;如汗多烦躁者,加五味子十粒,或加山药、山茱萸;如见微火者,加女贞子一二钱;如虚火上浮,或吐血,或衄血不止者,加泽泻一二钱、茜根二钱,或加川续断一二钱以涩之,亦妙。(《景岳全书·妇人规·血虚经乱》)

22. **归脾汤**　治思虑伤脾,或健忘,怔忡,惊悸,盗汗,寤而不寐;或心脾作痛,嗜卧,少食,月经不调。人参、黄芪、甘草、白术、茯苓、木香、龙眼肉、酸枣仁、当归、远志、姜三片,水煎服。罗东逸曰:方中龙眼、枣仁、当归,所以补心也;参、芪、术、苓、草,所以补脾也。立斋加入远志,又以肾药之通乎心者补之,是两经兼肾合治矣。而特名归脾,何也? 夫心藏神,其用为思;脾藏智,其出为意;是神智思意,火土合德者也。心以经营之久而伤,脾以意虑之郁而伤,则母病必传诸子,子又能令母虚,所必然也。其症则怔忡、怵惕、烦躁之征见于心;饮食倦怠,不能运思,手足无力,耳目昏眊之症见于脾。故脾阳苟不运,心肾必不交。彼黄婆者,若不为之媒合,则已不能摄肾归心,而心阴何所赖以养? 此取坎填离者,所以必归之脾也。其药一滋心阴,一养脾阳,取乎健者,以壮子益母;然恐脾郁之久,伤之特甚,故有取木香之辛且散者,以畅气醒脾,使能急通脾气,以上行心阴。脾之所归,正在斯耳!

张璐曰:补中益气与归脾,同出保元,并加归、术,而有升举胃气,滋补脾阴之不同。此方滋养心脾,鼓动少火,妙以木香调畅诸气。世以木香性燥不用,服之多致痞闷,或泄泻、减食者,以其纯阴无阳,不能输化药力故耳!(《古今名医方论·归脾汤》)

23. **当归补血汤**　治男妇肌热,面赤,烦渴引饮,脉来洪大而虚,重按全无。当归二钱、黄芪一两,水煎服。吴鹤皋曰:血实则身凉,血虚则身热。或以饥困劳役,虚其阴血,则阳独治,故诸症生焉。此证纯象白虎,但脉大而虚,非大而长为辨耳!《内经》所谓脉虚、血虚是也。当归味厚,为阴中之阴,故能养血。黄芪则味甘,补气者也。今黄芪多数倍,而云补血者,以有形之血,不能自生,生于无形之气故也。《内经》云阳生阴长,是之谓耳!(《古今名医方论·当归补血汤》)

24. **逍遥散**　治肝家血虚火旺,头痛,目眩,颊赤,口苦,倦怠,烦渴,抑郁不乐,两胁作痛,寒热,小腹重坠,妇人经水不调,脉弦大而虚。当归、芍药(酒炒)、白术(炒)、茯苓、甘草(炙)、柴胡各一钱。加味逍遥散,即此方加丹皮、山栀(炒)各五分。赵羽皇曰:五脏苦欲补泻云,肝苦急,急食甘以缓之。盖肝性急,善怒,其气上行则顺,下行则郁,郁则火动,而诸病生矣。故发于上则头眩、耳鸣,而或为目赤;发于中则胸满、胁痛,而或作吞酸;发于下则少腹疼疝,而或溲溺不利;发于外则寒热往来,似疟非疟。凡此诸症,何莫非肝郁之象乎

（治肝之法尽矣）？而肝木之所以郁者，其说有二：一为土虚不能升木也，一为血少不能养肝也。盖肝为木气，全赖土以滋培，水以灌溉。若中气虚，则九地不升，而木因之郁；阴血少，则木无水润，而肝遂以枯（养葵曰：人知木克土，不知土升木，知言哉）。方用白术、茯苓者，助土德以升木也；当归、芍药者，益荣血以养肝也；丹皮解热于中，草、栀清火于下。独柴胡一味，一以厥阴报使，一以升发诸阳。《经》云：木郁则达之。柴胡其要矣！（《古今名医方论·逍遥散》）

25. **逍遥散**　治血虚劳倦，五心烦热，肢体疼痛，头目昏重，心忡颊赤，口燥咽干，发热盗汗，减食嗜卧。及血热相搏，月水不调，脐腹眼痛，寒热如疟。又主室女血弱阴虚，荣卫不和，痰嗽潮热，肢体羸瘦，渐成骨蒸。当归（酒洗）、白芍（酒炒）、茯苓、柴胡各一钱，炙草五分。加姜三片、薄荷少许。一方无薄荷，加麦冬二十粒。如热甚，加丹皮、山栀。骨蒸，加知母、地骨皮。咳嗽加五味子、紫菀。吐痰，加半夏、贝母、瓜蒌仁。饮食不消，加山楂、神曲。发渴，加麦冬、花粉。胸中作热，加黄连、山栀。心慌，加远志、枣仁。吐血，加阿胶、生地、丹皮。自汗，加黄芪、枣仁。久泻，加炒黑干姜。遍身痛，加羌活、防风、川芎，以利关节。手足颤掉，加防风、荆芥、薄荷。气恼胸膈痞闷，加枳实、青皮、香附。怒气伤肝，眼目昏花，加龙胆、黄连、山栀。小腹痛，加香附、延胡索。经闭不通，加桃仁、红花、苏木。左腹血块，加三棱、蓬术、桃仁、红花。右腹气块，加木香、槟榔。（《妇科玉尺·治妇女杂病方》）

26. **益母草丸**　治妇人骨蒸劳瘦，月候不通，心神烦热，四肢疼痛，不能饮食。益母草、青蒿各二斤；桃枝、柳枝各一握，长一尺。先锉四味，用童便一斗，煎三升，去渣，熬成膏，再用柴胡、犀角屑、赤芍各一两，鳖甲二两，桃仁泥五两，天灵盖（酥炙微赤）、朱砂、木香、炙草各二两，麝香五钱。用前膏捣丸。每三十丸，乌梅甘草汤下，不拘时。（《妇科玉尺·附录前人效方》）

27. **益经汤**　大熟地一两（九蒸），白术一两（土炒），山药五钱（炒），当归五钱（酒洗），白芍三钱（酒炒），生枣仁三钱（捣碎），丹皮二钱，沙参三钱，柴胡一钱，杜仲一钱（炒黑），人参二钱。水煎。连服八剂而经通矣，服三十剂而经不再闭，兼可受孕。此方心、肝、脾、肾四经同治药也。妙在补以通之，散以开之。倘徒补则郁不开而生火，徒散则气益衰而耗精。设或用攻坚之剂，辛热之品，则非徒无益而又害之矣。（《傅青主女科·年未老经水断》）

二、情志疾病

1. **养心汤** 治心神不足,梦寐不宁,惊悸,健忘等症。白芍、当归、人参、远志、麦门冬、黄芩、山药、芡实、莲须、酸枣仁、茯神、石莲子。上十二味,水煎服。吴于宣曰:《难经》云,心不足者,调其荣卫。荣卫者,血脉之所出,而心主之。故养心者,莫善于调荣卫也。然荣卫并出中州,荣淫精于肝,而浊气归心;卫气通于肺,而为心相;肾受心营肺卫之归,而又升精于离,以成水火既济。是三脏者,皆心之助,而调荣卫者,所必出于是也。故调荣卫,调其四脏,而心养矣。是方人参、茯神以神养心,枣仁、归、芍以母养肝,山药、门冬、黄芩以清养肺,莲须、芡实、石莲、远志以涩养精而升之,于是神明之君主,泰然于天钧之上矣。此养心之旨也。(《古今名医方论·养心汤》)

2. **天王补心丹** 主治心血不足,神志不宁,津液枯竭,健忘,怔忡,大便不利,口舌生疮等症。人参、酸枣仁、当归、生地黄、柏子仁、麦冬、天冬、远志、五味子、白茯苓、丹参、玄参、桔梗。上为末,炼蜜丸如椒目大,白汤下。柯韵伯曰:心者主火,而所以主者神也。神衰则火为患,故补心者必清其火而神始安。补心丹用生地黄为君者,取其下足少阴以滋水主,水盛可以伏火。此非补心之阳,补心之神耳。凡果核之有仁,犹心之有神也。清气无如柏子仁,补血无如酸枣仁,其神存耳。参、苓之甘以补心气,五味之酸以收心气,二冬之寒以清气分之火,心气和而神自归矣。当归之甘以生心血,玄参之咸以补心血,丹参之寒以清血中之火,心血足而神自藏矣。更假桔梗为舟楫,远志为向导,和诸药入心而安神明。以此养生则寿,何有健忘、怔忡、津液干涸、舌上生疮、大便不利之虞哉?(《古今名医方论·天王补心丹》)

三、烦热汗出

1. **独活汤** 治风虚昏愦不自觉知,手足弃纵,坐卧不能,或发寒热。血虚不能服发汗药。及中风自汗,尤宜服之。川独活、羌活、人参、防风、当归、北细辛、茯神(去木)、半夏、桂心、白薇、远志(去心)、菖蒲(去毛)、川芎各半两,甘草三分。上㕮咀,每服五钱。水盏半,姜五片,煎七分,去滓,无时温服。(《妇人大全良方·妇人中风自汗方论》)

2. **天灵盖散** 治妇人骨蒸劳,四肢无力,每至晚间即热,两颊红色,食饮不下,心神烦躁。

天灵盖(酥炙)、安息香、地骨皮、当归、山栀子仁、人参(去芦)、贝母(去心)、黄连、桃仁(去皮尖,双仁,麸炒黄)、槟榔各一两、鳖甲(醋炙)、北柴胡、生干地黄、赤茯苓、麦门冬各一两半、阿魏。上为粗末,以童子小便一大盏,桃、柳枝各七寸,姜五片,葱白五寸,药四钱,煎至七分,去滓温服。(《妇人大全良方·妇人骨蒸方论》)

3. **黄芪圆**　治妇人骨蒸烦热,四肢羸瘦,疼痛口干,心躁不得眠卧。黄芪、麦门冬(去心)、茯神、北柴胡、甘草、生干地黄各一两,酸枣仁(炒)、郁李仁、杏仁(去皮尖,双仁,麸炒黄)、枸杞子、人参(去芦)、黄芩各三分,百合、枳壳(去瓤,麸炒)、赤芍药、知母各半两,鳖甲二两(制)。上为细末,炼蜜为圆如梧桐子大。清粥吞下三十圆,无时候。(《妇人大全良方·妇人骨蒸方论》)

4. **青蒿散**　治男子、妇人肢体倦疼,虚劳寒热(《灵苑方》)。青蒿,八九月间成实时采,去枝梗,以蒿用童子小便浸三日,晒干为末,每服二钱。乌梅一个,煎至七分,温服。(《妇人大全良方·妇人骨蒸方论》)

5. **枳壳散**　治妇人手足烦热,夜卧多汗,肌肉黄瘁,经候不调,四肢烦倦,心胸满闷,状如劳气。枳壳(去瓤,麸炒)二两,半夏曲、赤芍药各一两,柴胡、黄芩各一两半。上为细末,每服二钱。水一盏,生姜一块(擘破),枣二枚,煎至八分,去滓温服。候五心烦热及身体壮热、潮热退,方续服。(《妇人大全良方·妇人骨蒸方论》)

6. **清骨滋肾汤**　地骨皮一两(酒洗),丹皮五钱,沙参五钱,麦冬五钱(去心),元参五钱(酒洗),五味子五分(炒,研),白术三钱(土炒),石斛二钱。水煎,连服三十剂而骨热解,再服六十剂自受孕。此方之妙,补肾中之精,凉骨中之热,不清胞胎而胞胎自无大热之患。然阴虚内热之人,原易受妊,今因骨髓过热,所以受精而变燥,以致难于育子,本非胞胎之不能受精,所以稍补其肾,以杀其火之有余,而益其水之不足,便易种子耳。治骨髓热,所以不用熟地,方极善。用者万勿加减。凡峻药病去七分即止,不必拘泥三十剂、六十剂之数,三元生人不一,余类推。(《傅青主女科·骨蒸夜热不孕》)

四、痿证、痹证

1. **三痹汤**　夫妇人风痹者,由风、寒、湿三气合而为痹。风多者为风痹,其状肌肤尽痛。诸阳之经皆起于手足而循行于身体，风寒之气客于肌肤，始为痹。复伤阳经，随其虚处而停滞，与血气相搏，血气行则迟缓，使机关弛纵，故风痹而复手足不随也。

三痹汤：治血气凝滞，手足拘挛、风痹、气痹等疾皆疗。川续断、杜仲(去皮切，姜汁炒)、防风、桂心、华阴细辛、人参、白茯苓、当归、芍药、甘草各一两，秦艽、生地黄、川芎、川独活各半两，黄芪、川牛膝各一两。上㕮咀为末，每服五钱。水二盏，姜三片，枣一枚，煎至一盏，去滓热服，无时候，但腹稍空服。有人病左臂不随，后已痊平，而手指不便，无力，试诸药不验，服此药才半即安。(《妇人大全良方·妇人风痹手足不随方论》)

2. 加减小续命汤　治卒暴中风，不省人事，渐觉半身不遂，口眼㖞斜，手足战掉，语言蹇涩，肢体麻痹，神情昏乱，头目眩重，痰涎并多，筋脉拘挛，不能屈伸，骨节烦疼，不得转侧。及治诸风，服之皆验。若治脚气缓弱，久服得瘥。久病风人，每遇天色阴晦，节候更改，宜预服之，以防喑哑。

麻黄(去根节)、防己、人参(去芦)、黄芩、桂心、甘草、白芍药、川芎、杏仁各一两，附子(炮)半两，防风一两半。

上㕮咀，每服五钱。水一盏半，姜七片，枣两个，煎至七分，去滓，不以时候服。取汗随人虚实与所中轻重。有人脚弱，服此六七剂得瘥。

精神恍惚，加茯神、远志。骨节烦痛有热者，去附子，倍芍药。心烦多惊者加犀角半两。骨节冷痛者倍用桂、附。呕逆腹胀者，倍人参，加半夏一两。躁闷、大便涩者，去附子，倍芍药，入竹沥一合煎服。脏寒下利者，去防己、黄芩，倍附子一两，加白术一两(《古今录验》有白术，无杏仁)。《救急》无芎、杏仁，止十味。《延年》无防风(一云违失)，便利、产后失血并老人、小儿，用麻黄、桂心、甘草各二两。

一法治或歌哭，或笑语，无所不及。用麻黄三两，人参、桂枝、白术各二两，无附子、防风、生姜，有当归一两。自汗者，去麻黄、杏仁，加白术。脚弱，加牛膝、石斛各一两。身疼痛，加秦艽一两。腰疼，加桃仁、杜仲各半两。失音，加杏仁一两。春加麻黄一两，夏加黄芩三分，秋加当归四两，冬加附子半两。(《妇人大全良方·妇人中风方论》)

3. 柏子仁圆、舒经汤、茯苓圆　论曰：夫妇人臂痛，筋脉挛急，不得屈伸，遇寒则剧。由肝虚，为风寒邪气流于血脉，客于经络，搏于筋，筋不荣则干急而痛。其脉紧细，宜服柏子仁圆、舒经汤。若臂痛不能举，或左或右，时复转移一臂，由中脘伏痰，脾气滞而不行，上与气相搏。四肢皆属于脾，脾气滞而气不下，上攻于臂，故痛。其脉沉细，宜茯苓圆、控涎丹。

柏子仁圆(王氏《指迷方》)：柏子仁、干地黄各二两、茯苓、枳实(去瓤，麸炒)、覆盆子(炒)、北五味、附子(炮)、石斛(去根，切，酒蒸，炒)、鹿茸(酥炙)、酸枣仁(炒)、桂心、沉香、黄芪各一两。蜜水炙。一方等分，上为细末，炼蜜为圆如梧桐子大。空心酒下三十圆。

舒经汤治臂痛。又名五痹汤，亦治腰下疾。片子姜黄四两，甘草、羌活各一两，白术、海桐皮、当归、赤芍药各二两。上为粗末，每服三钱。水一盏半，煎至七分，去滓温服。如腰以下疾，空心服；腰以上疾，食后服。

茯苓圆：茯苓一两，半夏二两，枳壳半两(制)，风化朴硝一两。上四味为末，姜汁煮糊为圆，如梧桐子大。生姜汤下二十圆，食后服。(《妇人大全良方·妇人臂痛方论》)

4. 漏芦散、四生圆、麝香圆、芍药知母汤　漏芦散：治妇人血风，走疰疼痛，无有常处。漏芦、当归、牛膝各三分，桂心、地龙(去土)、防风、羌活、白芷、没药(研)、甜瓜子各半两，虎胫骨(酥炙)、败龟(醋炙)各一两。上为细末，每服二钱，热酒调下。无时候。

四生圆：治血风骨节疼痛，抬举臂不起，行履不得，并浑身麻痹。白僵蚕(炒去丝)、地龙(去土)、白附子(生)、五灵脂、草乌(去皮尖)各等分。上为细末，以米糊圆如梧桐子大。每服二十圆，茶酒任下。或作末，酒调半钱亦可。

麝香圆：治白虎历节，诸风疼痛，游走不定，状如虫啮，昼静夜剧，及一切手足不测疼痛。大八角、川乌头三个(去皮尖，生)、生全蝎二十一个，生黑豆二十一粒，生地龙(去皮，净)半两。上为细末，入麝香一字，同研停，糯米糊为圆如绿豆大。每服七圆，甚者十圆，夜卧令膈空，温酒吞下，微出冷汗一身，便瘥(许学士云：余得此方，凡是历节及不测疼痛，一二服便瘥。在歙州日，有一贵家妇人，遍身走疰疼痛，至夜则发，如虫啮其肌。多作鬼邪治。余曰：此正历节病也。三服愈)。

芍药知母汤：治诸肢节疼痛，身体尪羸，脚肿如脱，头眩短气，温温欲吐(《三因方》)。桂心、知母、防风各四两，芍药、甘草、麻黄(去根节)各三两(炮)，附子三两(炮)。上㕮咀，每服四钱，水一盏半，生姜五片，煎七分，去滓

空心服。一方有白术、川芎、杏仁、半夏。（《妇人大全良方·妇人血风白虎历节走疰方论》）

五、瘙痒

何首乌散、附子酒　夫妇人体虚，为风邪气客于皮肤，复逢风寒相折，则起风瘙瘾疹。若赤疹者，由凉湿折于肌，肌中之极热结成赤疹也。得天热则剧，取冷则瘥。白疹者，由风气折于肌中，肌中热，热与风相搏，所以为白疹也。得天阴雨冷则剧，出风中亦剧，得晴暖则减，着衣暖亦瘥也。脉当浮而洪，浮即为风，洪即为气，风气相搏，则为瘾疹，身体为痒。凡人汗出，不可露卧及浴（《素问》云：汗出见湿，乃生痤痱），使人身振寒热生风疹也。《雷公炮炙》序云：遍体疹风，酒调生侧（编者注：附子傍生者曰侧子）。

何首乌散：治妇人血风，皮肤瘙痒，心神烦闷及血风游走不定，并宜服之。何首乌、防风、白蒺藜、枳壳、天麻、僵蚕、胡麻、茺蔚子、蔓荆子各等分。上为细末，每服二钱。煎茵陈汤调下，无时候。

附子酒：治痛风、妇人血风、身上瘙痒（出张氏方）。生附子（不去皮）重一两一只，皂角刺二十一个，黑豆一合。上三味细锉，分为二处，用好酒二瓶，入上件药。慢火煨，候干至半瓶，却合作一处，蜜缚泥头，经二宿。每服一盏，温服，无时候。未效再服。（《妇人大全良方·妇人血风瘾疹瘙痒方论》）

六、眩晕

钩藤散、蔓荆子散、四神散、川芎散　钩藤散：治肝厥头晕，清头目（出《本事方》）。钩藤、陈皮、半夏、麦门冬（去心）、茯苓、茯神、人参（去芦）、甘菊花、防风各半两，甘草一分，石膏一两。上㕮咀，每服四钱。水一盏半，生姜七片，煎至八分，去滓热服（《素问》云：头痛癫疾，下虚上实，过在足少阴、巨阳，甚则入肾。徇蒙招摇，目眩耳聋，下实上虚，过在足少阳、厥阴，甚则入肝。下虚者，肾虚也，故肾虚则头痛；上虚者，肝虚也，故肝虚则头晕。徇蒙者，如以物蒙其首，招摇不定，目眩耳聋，皆晕之状。故肝厥头晕、肾厥头痛不同也）。

蔓荆子散：治妇人风眩，头目昏闷烦疼，言语謇涩，痰逆不下饮食。蔓荆子、防风、羌活、川芎、羚羊角屑、枳壳、前胡、石膏、赤茯苓、麻黄（去根节）、荆芥穗各三分，北细辛、甘菊花、白芷、藁本、旋覆花、甘草各半两。上为粗末，每服四钱。姜三片,水一盏,煎七分,去滓温服,无时候。

四神散:治妇人血风,眩晕头痛(《九籥卫生方》)。菊花、当归、旋覆花、荆芥穗各等分。上为细末,每服一钱。水一盏,葱白三寸,茶末一钱,煎至七分,通口服。良久,去枕,仰卧少时。

川芎散:治风眩头晕(庞安常方)。小川芎、山药、白茯神、甘菊花(野菊不用)、人参各半两,山茱萸肉一两。上为细末,无时候。酒调二钱,日三服。(《妇人大全良方·妇人虚风头目眩晕及心眩方论》)

七、血崩

1. 经漏续断丸　杜仲三两,炒川续断四两,酒蒸怀生地三两,白芍四两,炒黄归身二两(土炒),白术四两,土炒香附四两,醋拌炒黑白芷二两,炒黄黄荆子三两,炒黑阿胶二两,蛤粉炒柴胡一两五钱,制牡蛎三两,荆芥一两,炒成灰存性制净,共为细末,炼蜜为丸,如豌豆大。每日空心白沸汤服三钱,晚食远,又服二钱。忌萝卜、椒、蒜、酒、诸种血、辛辣大热等物。如大热,加炒黑山栀仁二两,性寒能散血、凉血,并无凝结之患,是以加此。恼怒伤肝,思虑伤脾,二脏有伤,不能统摄其血,经漏不止,服此修肝和脾,调经养血之剂自愈。(《胎产大法·调经止带》)

2. 血崩清中丸、止血十灰丸　血崩清中丸:香附四两(酒炒灰存性),川续断三两(酒蒸),牛角鰓四两(净,烧灰存性),熟地黄三两,归身二两,川芎二两(炒),蕲艾灰二两(存性),赤石脂二两(煅,水飞净),地榆二两(去梢,醋炒黑),白芷灰二两(存性),海螵蛸二两(去壳,炒牙色)。制净,共为极细末,炼蜜为丸,如豌豆大。每日空心白滚汤服三钱,晚食前,又服二钱。忌萝卜、大蒜、鸡、酒、诸种血、鸡蛋、胡椒、大热、生冷、糟味、猪首、小肠、鹅、羊等物。

止血十灰丸:陈棕灰、蕲艾灰、香附灰、蒲黄灰、白芷灰、莲房灰、柏叶灰、绢角灰、当归灰、荆芥灰各等分,烧煅炒存性制净,共为极细末,荷叶汤打糯米粉薄糊为丸,如豌豆大。每日空心米饮服三钱。忌物照前。

二丸方药性平和,俱治血崩经行不止之症。前方涩中,乃有和补,后方一色枯灰,固涩止血之剂,不利久服。辨察病症,合宜而用。(《胎产大法·血脱补气法》)

3. 崩证极验方　崩证极验方:地榆二钱,生地四钱,白芍三钱,生川连五分,黄芩一钱五分,甘草八分,炒莲须一钱,丹皮钱半,黑栀一钱,牡蛎二钱(先)。水煎服。一妇患此,年逾五旬,投人参、阿胶不效,一日用黄连五分,甚不相安。一医云:是气病,用酒炒香附、归、芍、丹皮、黄芩、牡蛎、枣仁、黑荆芥各二钱,郁金一钱五分,橘皮一钱,上沉香(磨冲)三分,柴胡五分,棕榈灰八分,煎服,一剂崩止。除去柴胡、棕榈、荆芥,数剂食进。后加白术为散,服之作胀,减去即安。(《女科辑要》卷上)

4. 平肝开郁止血汤 白芍一两(醋炒),白术一两(土炒),当归一两(酒洗),丹皮三钱,三七根三钱(研末),生地三钱(酒炒),甘草二钱,黑芥穗二钱,柴胡一钱。水煎服。一剂呕吐止,二剂干渴除,四剂血崩愈。方中妙在白芍之平肝,柴胡之开郁,白术利腰脐,则血无积住之虞,荆芥通经络,则血有归还之乐。丹皮又清骨髓之热,生地复清脏腑之炎,当归、三七于补血之中,以行止血之法,自然郁结散而血崩止矣。此方入贯众炭三钱更妙。(《傅青主女科·郁结血崩》)

八、不寐

1. 酸枣仁汤 治虚劳虚烦不得眠。酸枣仁二升,甘草一两,知母二两,茯苓二两,川芎二两。上五味,以水八升,煮枣仁得六升,纳药煮取三升,分温三服。罗东逸曰:"《经》曰,肝藏魂","人卧则血归于肝"。又曰:"肝者,罢极之本。"又曰:"阳气者,烦劳则张,精绝。"故罢极必伤肝,烦劳则精绝,肝伤、精绝则虚劳虚烦不得卧明矣。枣仁酸平,应少阳木化,而治肝极者,宜收宜补,用枣仁至二升,以生心血、养肝血,所谓以酸收之,以酸补之是也。顾肝郁欲散,散以川芎之辛散,使辅枣仁通肝调营,所谓以辛补之。肝急欲缓,缓以甘草之甘缓,防川芎之疏肝泄气,所谓以土葆之。然终恐劳极,则火发于肾,上行至肺,则卫不合而仍不得眠,故以知母崇水,茯苓通阴,将水壮金清而魂自宁,斯神凝魂藏而魄且静矣。此治虚劳肝极之神方也。(《古今名医方论·酸枣仁汤》)

2. 圣愈汤 治一切失血,或血虚烦渴燥热,睡卧不宁,五心烦热,作渴等症。四物汤加人参、黄芪。一方去芍药。上水煎服。柯韵伯曰:"《经》曰,阴在内,阳之守也;阳在外,阴之使也。"故阳中无阴,谓之孤阳;阴中无阳,谓之死阴。丹溪曰:四物皆阴,行天地闭塞之令,非长养万物者也。故四物加知、柏,久服便能绝孕,谓其嫌于无阳耳!此方取参、芪配四物,以治阴虚、血脱等症。盖阴阳互为其根,阴虚则阳无所附,所以烦热燥渴,而阳亦亡;气血相为表里,血脱则气无所归,所以睡卧不宁,而气亦脱。然阴虚无骤补之法,计在存阳;血脱有生血之机,必先补气。此阳生阴长,血随气行之理也。故曰阴虚则无气,无气则死矣。此方得仲景白虎加人参之义而扩充者乎!前辈治阴虚,用八珍、十全,卒不获效者,因甘草之甘,不达下焦;白术之燥,不利脾肾;茯苓渗泄,碍乎生升;肉桂辛热,动其虚火。此六味,皆醇厚和平而滋润,服之则气血疏通,内外调和,合于圣度矣。(《古今名医方论·圣愈汤》)

第二节　经典方剂应用

1. 甘麦大枣汤《金匮要略》

【组成】甘草三两,小麦一升,大枣十枚。

【用法用量】分温三服。

【制备方法】上三味,以水六升,煮取三升。

【主治】妇人脏躁,悲伤欲哭,象如神灵所作,数欠伸。

【各家论述】《金匮方歌括》:妇人脏躁欲悲伤,如有神灵太息长(数欠伸),小麦一升三两草,十枚大枣力相当。魏念庭云:世医竞言滋阴养血,抑知阴盛而津愈枯,阳衰而阴愈燥,此方治脏躁大法也。

2. 半夏厚朴汤《金匮要略》

【组成】半夏一升,厚朴三两,茯苓四两,生姜五两,苏叶二两。

【用法用量】分温四服,日三服,夜一服。

【制备方法】上五味,以水一斗,煮取四升。

【主治】妇人咽中如有炙脔,喜、怒、悲、思、忧、恐、惊之气结成痰涎,状如破絮,或如梅核,在咽喉之间,咯不出,咽不下,此七气所为也;或中脘痞满,气不舒快,或痰涎壅盛,上气喘急,或因痰饮中结,呕逆恶心。舌苔白润或白腻,脉弦缓或弦滑。

【名家论述】《医方考》:该方证多因痰气郁结于咽喉所致。情志不遂,肝气郁结,肺胃失于宣降,津液不布,聚而为痰,痰气相搏,结于咽喉,故见咽中如有物阻、咯吐不出、吞咽不下；肺胃失于宣降，还可致胸中气机不畅，而见胸胁满闷或咳嗽喘急或恶心呕吐等。气不行则郁不解，痰不化则结难散，故宜行气散结、化痰降逆之法。方中半夏辛温入肺胃，化痰散结，降逆和胃，为君药。厚朴苦辛性温，下气除满，助半夏散结降逆，为臣药。茯苓甘淡渗湿健脾，以助半夏化痰；生姜辛温散结，和胃止呕，且制半夏之毒；苏叶芳香行气，理肺舒肝，助厚朴行气宽胸、宣通郁结之气，共为佐药。全方辛苦合用，辛以行气散结，苦以燥湿降逆，使郁气得疏，痰涎得化，则痰气郁结之梅核气自除。

《医宗金鉴》：此病得于七情郁气，凝涎而生，故用半夏、厚朴、生姜辛以散结，苦以降逆，茯苓佐半夏，以利饮行涩，紫苏芳香，以宣通郁气，俾气舒涩去，病自愈矣。

《金匮方歌括》：如有炙脔状，即《千金》所谓咽中贴贴状，吞之不下，吐之不出者，今人名曰梅核气是也，主以半夏厚朴汤者。方中以半夏降逆气，厚朴解结气，茯苓消痰，尤妙以生姜通神明助正祛邪，以紫苏之辛香散其郁气。郁散气调，而凝结焉有不化者哉。后人以此汤变其分两，治胸腹满闷呕逆等症，名七气汤，以治七情之病。

3. 指迷七气汤 （《全生指迷方》）

【组成】京三棱一两，蓬莪术一两，青橘皮一两，陈橘皮一两，藿香叶一两，桔梗一两，益智一两，香附子一两半，炙甘草三钱。

【用法用量】每服五钱，水二盏，生姜三片，枣一个，煎至一盏去滓服。

【制备方法】上为粗末。

【主治】情志不舒，气郁血滞。胸脘痞闷，腹部胀痛，或有积聚，肌黄食少者。聚气，由惊、恐、恚、怒，或冒寒热，留而不去，为郁伏之气，因气流行，随经上下相搏痛，久久令人痞闷，其脉短涩。六聚，状如癥瘕，随气上下，发作有时，心腹疼痛，攻刺腰胁，上气窒塞，喘咳满闷，小腹䐜胀，大小便不利，或复泄泻，淋沥无度。多饮成酒癖积块，腹胀疼痛，身肿肌黄，少食。

4. 分心气饮 （《太平惠民和剂局方》）

【组成】木香（不见火）半两，桑白皮（炒）半两，丁香皮一两，大腹子（炮）半两，桔梗（去芦）半两，炒参（锉）半两，甘草（炙）一两。

【用法用量】每服二钱,水一盏,入生姜三片,枣子一个(擘破去核),及灯心十茎,煎至七分,去滓温服,不拘时候。

【主治】男子、妇人一切气不和,多因忧愁思虑气伤神,或临食忧戚,或事不随意,使郁抑之气留滞不散,停于胸膈之间,不能流畅,致心胸痞闷,胁肋虚胀,噎塞不通,呕哕恶心,头目昏眩,四肢倦怠,面色萎黄,口苦舌干,饮食减少,日渐羸瘦,或因病之后,胸膈虚痞,不思饮食,并皆治之。

5. 加味七气汤(《严氏济生方》)

【组成】半夏(汤泡七次)三两,桂心(不见火)两,玄胡索(炒,去皮)一两,人参半两,甘草(炙)半两,乳香三钱。

【用法用量】每服四钱,水一盏半,生姜七片,枣一枚,煎至七分,去滓,食前温服。

【主治】喜、怒、忧、思、悲、恐、惊七气为病,发则心腹刺痛不可忍,时发时止,发则欲死。

【各家论述】《杂病广要》:加味七气汤,治喜、怒、忧、思、悲、恐、惊七气为病,发则心腹刺痛不可忍,时发时止,发则欲死,及外感风寒湿气作痛,亦宜服之。

6. 归脾汤(《严氏济生方》)

【组成】白术、茯神(去木)、黄芪(去芦)、龙眼肉、酸枣仁(炒,去壳)各一两,人参、木香(不见火)各半两,甘草(炙)二钱半。

【用法用量】每服四钱,水一盏半,生姜五片,枣子一枚,煎至七分,去滓,温服,不拘时候。

【主治】思虑过度,劳伤心脾。症见心悸怔忡,失眠健忘,头晕耳鸣,体倦食少,面色萎黄,舌质淡,苔薄白,脉细弱,以及妇女月经超前、量多色淡或淋漓不止者。

7. 远志丸(《严氏济生方》)

【组成】远志(去心,姜汁淹)二钱,石菖蒲二钱,茯神(去皮木)二钱,茯苓一两,人参一两,龙齿一两。

【用法用量】每服七十丸,食后临卧,熟水下。

【制备方法】上为末,炼蜜丸如梧子大,辰砂为衣。

【主治】因事有所大惊,梦寐不祥,登高涉险,神魂不安,惊悸恐怯。

8. 八味顺气散《严氏济生方》

【组成】白术一钱,人参一钱,白芷一钱,白茯苓一钱,台乌药一钱,青皮一钱,陈皮一钱,甘草五分。

【用法用量】不拘时服。

【制备方法】上作一服,水二钟煎至一钟。

【主治】七气怫郁,令人手足厥冷者。

9. 十味温胆汤《世医得效方》

【组成】半夏(汤洗七次)三两,枳实(去穰,切,麸炒)三两,陈皮(去白)三两,白茯苓(去皮)两半,酸枣仁(微炒)一两,大远志(去心,甘草水煮,姜汁炒)一两,北五味子一两,熟地黄(切,酒炒)一两,条参一两,甘草五钱。

【用法用量】每服四钱,水盏半,姜五片,枣一枚煎,不以时服。

【制备方法】上锉散。

【主治】心胆虚怯,触事易惊,梦寐不祥,异象感惑,遂致心惊胆慑,气郁生涎,变生诸证。或短气悸乏,或复自汗,四肢浮肿,饮食无味,心虚烦闷,坐卧不安。

【经典论述】《医方集解》:温胆汤治不眠,用二陈加竹茹、枳实,二味皆凉药,乃以凉肺经之热,非以温胆经之寒也,其以温胆名汤者,以胆欲不寒不燥常温为候耳。胆热好眠四字,不能无疑也。本方加人参、远志、枣仁、熟地,名十味温胆汤,治梦遗惊惕。

10. 越鞠丸《丹溪心法》

【组成】香附(醋炒)、苍术(米泔浸)、抚芎、栀子(炒黑)、神曲(炒)等分。

【用法用量】每服百丸。

【制备方法】水丸小豆大。

【主治】解诸郁。

【经典论述】《丹溪治法心要》:气血冲和,万病不生,一有怫郁,诸病生焉。人身万病皆生于郁,苍术、抚芎总解诸郁,随症加入诸药。凡郁皆在中焦,以苍术、抚芎开提其气以升之。如食在气上,提其气则食自降矣,余仿此。

第二章 特色方剂

气郁用香附横行胸臆间,必用童便浸,否则性燥,苍术下行,米泔水浸。湿郁用赤茯苓、苍术、抚芎、白芷。痰郁用海石、香附、南星、姜汁、瓜蒌。热郁用青黛、香附、苍术、抚芎、栀子(炒)。血郁用桃仁(去皮)、红花、青黛、香附、抚芎。食郁用苍术、香附、山楂、神曲、针砂(醋制七次,研极细)。春加抚芎;夏加苦参;秋冬加茱萸。

11. 正气天香散《医学纲目》

【组成】乌药一两,香附八两,陈皮一两,苏叶一两,干姜一两。

【用法用量】调服。

【制备方法】上为细末。

【主治】肝家血虚火旺,头痛,目眩,颊赤,口苦,倦怠,烦渴,抑郁不乐,两胁作痛。

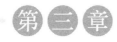

外　治　法

气门二穴：在关元旁三寸。主治妇人崩漏，针五分。(《勉学堂针灸集成·别穴》)

心热不寐：解溪泻，涌泉补，立愈。(《勉学堂针灸集成·心胸》)

惊恐心痛：神门、少冲、然谷、阳陵泉、内关。(《勉学堂针灸集成·心胸》)

不得安卧，不能睡，皆心热也。昏睡困惫，肾、脾虚热之致也。治心、脾、肾经穴。多睡：肝俞七壮，肺俞、二间、少商、百会、囟会。又方：解溪、涌泉。无睡：阴交(在脐下一寸)，灸百壮；谵语(在第六椎下两旁相去各三寸半，以手按之则病者言谵语)，二七壮至百壮。(《勉学堂针灸集成·眠睡》)

盗汗：肺俞三壮，阴都(挟巨阙旁一寸五分直下又二寸)，灸二壮。(《勉学堂针灸集成·汗部》)

崩漏：太冲、血海、阴谷、三阴交、肝俞、支沟。(《勉学堂针灸集成·妇人》)

虚劳针灸法：五劳羸瘦，取足三里。体热劳嗽，泻魄户。虚劳骨蒸盗汗，泻阴郄(《纲目》)。真气不足，灸气海(《资生》)。虚劳百证，宜灸膏肓俞穴、患门穴、崔氏四花穴(此针法详见针灸门，无所不疗)，此等灸法皆阳虚所宜。华佗云：风虚冷热，唯有虚者不宜灸。但方书云：虚损劳瘵，只宜早灸膏肓四穴。云乃虚损未成之际，如瘦弱兼火，虽灸亦只宜灸内关、三里，以散其痰火。早年欲作阴火不宜灸(《入门》)。大病虚脱本是阴虚，用艾灸丹田者，所以补

阳,阳生阴长故也(《丹心》)。(《勉学堂针灸集成·杂病篇针灸》)

至于骨蒸劳热,药石乏效者,先灸大椎,并灸胆俞。女子阴虚,灸足三里。凡有一切虚损劳瘵,及至形神大惫,惟灸膏肓穴,可冀挽回,否则无救矣。(《灸法秘传·劳伤》)

盗汗为阴虚,睡而汗出,醒而收也。灸其尺泽,可以奏勋。设未效者,膈俞灸之,必然全愈。尺泽(见中风),膈俞(七脊下,各开二寸,正坐取之)。(《灸法秘传·汗症》)

《正传》曰:惊悸者,忽然若有惊,惕惕然心中不宁,其动也有时;怔忡者,心中惕惕然,动摇不静,其作也无时。医家虽有辨别,总灸上脘穴为宜。(《灸法秘传·惊悸怔忡》)

大敦:二穴,木也,在足大指端,去爪甲如韭叶及三毛中。足厥阴脉之所出也,为井。治卒疝,小便数,遗溺,阴头中痛,心痛,汗出,阴上入腹,阴偏大腹,脐中痛,悒悒不乐,病左取右,右取左。腹胀肿满,少腹痛,中热,喜寐,尸厥状如死,妇人血崩不止。可灸三壮,针入三分,留六呼。

中都:二穴,一名中郄,在内踝上七寸𩨗骨中,与少阴相值。治肠澼,癫疝,少腹痛,妇人崩中,因产恶露不绝。针入三分,可灸五壮。(《金针秘传·十二经四肢各穴分经主治病症之七》)

阴谷:二穴,水也。在膝内辅骨后,大筋下,小筋上,按之应手,屈膝乃取之。足少阴脉之所入也,为合。治膝痛如离,不得屈伸,舌纵涎下,烦逆溺难,少腹急引阴痛,股内廉痛,妇人漏血不止,腹胀满不得息,小便黄,男子如蛊,女子如妊娠。可灸三壮,针入四分,留七呼。(《金针秘传·十二经四肢各穴分经主治病症之十一》)

肾腧:二穴在第十四椎下,两傍相去各一寸五分,与脐平。治虚劳羸瘦,耳聋,肾虚水藏久冷,心腹䐜胀,两胁满引少腹急痛,目视𥉡𥉡,少气溺血,小便浊出精,阴中疼,五劳七伤,虚惫,脚膝拘急,足寒如冰,头重身热,振栗,腰中四肢淫泺,洞泄食不化,身肿如水。针入三分,留七呼,可灸以年为壮,慎如前法。(《金针秘传·肩髆背腧各部各经穴主治病症之三》)

魄户:二穴,在第三椎下,两傍相去各三寸,正坐取之,足太阳脉气所发。治背髆痛,咳逆上气,呕吐烦满,虚劳肺痿,五尸走疰,项强不得回顾。针入五分,得气即泻,又宜久留针。灸亦得,日可灸七壮,至百壮止。忌猪、鱼、酒、面、生冷物等。(《金针秘传·肩髆背腧各部各经穴主治病症之四》)

绝·经·前·后·诸·证

历代名家经验　绝经前后诸证

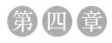

第四章

现代名医医论医话

一、朱小南

崩漏连绵不断,主以填补奇经膏。妇人以血为至宝,藏于肝脏、蓄于血海,以温养脏腑、灌溉全身。崩漏、带下日久,血液枯涸,脂液荡尽,头晕目眩,腰酸肢楚,腿膝无力,形瘦面黄,失眠或嗜睡,精神委顿。当此精血衰惫之候,非草木药饵所能胜任;宜用血肉有情之物,补养奇经。厚味胶质,尤能摄血固带,取效确实。并宜于冬令进补奇经膏(阿胶、龟甲胶、鳖甲胶、霞天胶、金樱子膏、桑椹子膏、牛角鰓、海螵蛸、党参、黄芪、熟地、制何首乌、怀山药、制冬术、地榆炭、炙升麻、五味子、炒贯众、仙鹤草、仙桃草、菟丝子、覆盆子、狗脊、杜仲、续断、山茱萸、石莲肉、茯苓、陈皮、熟大黄炭,上药除膏、胶外,用清水先浸一宿,继以武火熬取三汁,然后加入膏、胶及冰糖,用文火收膏。每日早晚各服1茶匙,开水冲服)以峻补之。

病例:陆某,40余岁。患崩漏5年余,流血无度,头眩、目花、步行无力,时常眼黑昏厥,形骸枯槁,曾经刮宫2次,复用激素治疗,仍未见效。后于冬令进服含有厚味血肉有情胶质之膏滋药,症状始逐渐好转而愈。后经随访,彼盛称膏滋药效力之好,胜过汤药数倍。(《朱小南妇科经验选·医论》)

二、韩百灵

(一)经断前后诸证

妇女七七之年天癸将竭,月经将断之时,出现烘热面赤,进而汗出,精神倦怠,烦躁易怒,头晕目眩,耳鸣心悸,失眠健忘,腰背酸痛,手足心热等症状者,为经断前后诸证。但由于体质强弱的不同,有的提前月经早断,有的退后月经晚断。在月经将断而未断之际,往往出现月经先后无定期,血量多少不一,如无其他所苦者,为生理之常候也,无需药物治疗。

经断前后诸证的主要发病机制是脏腑功能减弱,气血亏虚,冲任失调。

其病因是由于女子七七之年,肾气渐衰,天癸将竭,肝失濡养,肝阳偏盛,疏泄过度,或劳思过度,损伤心脾而致心气虚焕,脾气不摄,因而出现一系列脏腑功能失调的证候。

《医方集解·补养之剂》指出:"人之精与志皆藏于肾,肾精不足则志气衰,不能上通于心故迷惑善忘也。"《傅青主女科》云:"夫经水出诸肾,而肝为肾之子,肝郁则肾亦郁矣。肾郁而气必不宣,前后之或断或续,正肾之或通或闭耳。"又云"日食母气以舒,一日无津液之养,则肝气迫索,而肾水不能应,则肝益急,肝急则火动而逆也"。

治疗以调治肝肾阴阳为大法,若涉及他脏者,则兼而治之。

【辨证论治】

(1) 肝肾阴虚:症见头眩,目花,心烦易怒,情志反常,月经乍多乍少,持续不断,血色淡红,耳鸣,潮热盗汗,手足心热,口干不欲饮,面红颧赤。舌干红无苔,脉象弦细数。治法:滋阴养肝。基础方药:六味地黄丸(《小儿药证直诀》)加减。熟地 15 g,山药 15 g,山茱萸 15 g,牡丹皮 15 g,泽泻 10 g,茯苓 15 g。加白芍 20 g,牡蛎 20 g,龙齿 20 g,龟甲 20 g,石决明 20 g,炒蒺藜 15 g 以滋阴潜阳。又方:补肾地黄汤(《陈素庵妇科补解》)。熟地 15 g,知母 15 g,盐黄柏 10 g,泽泻 10 g,山药 15 g,远志 15 g,茯苓 15 g,牡丹皮 15 g,酸枣仁 15 g,玄参 15 g,麦冬 15 g,竹叶 15 g,龟甲 20 g,桑螵蛸 15 g,山茱萸 15 g。

(2) 心阴血虚:症见心悸气怯,失眠健忘,语言无力,多梦善惊,面红舌赤,口干不欲饮,脉象细弱。治法:养心扶脾安神。基础方药:天王补心丹(《世医得效方》)。生地 15 g,玄参 15 g,人参 10 g,牡丹皮 15 g,茯神 15 g,桔梗 15 g,远志 15 g,酸枣仁 15 g,柏仁 15 g,天冬 15 g,麦冬 15 g,当归 15 g,五味子 15 g。为细面,加蜜制成 10 g 丸,朱砂为衣,每日早、午、晚空心各服一丸。

(3) 心脾阳虚:症见心悸气短,头眩健忘,语言无力,饮食减少,肌肉消瘦,面浮肢肿,体倦便溏,四肢不温,面色淡白。唇舌淡润,脉象虚缓。治法:养心扶脾益气。基础方药:归脾汤(《重订严氏济生方》)。人参 15 g,黄芪 15 g,白术 15 g,当归 15 g,茯神 15 g,远志 15 g,龙眼肉 15 g,木香 5 g,甘草 10 g。经血过多者,加炒地榆 50 g;失眠者,加龙骨 20 g,牡蛎 20 g 以安神镇静。(《百灵妇科·月经病》)

（二）脏躁

妇人有时心烦不宁，精神不快，无故凄惨悲哀，频作欠伸，为脏躁。发病原因为劳思过度，损伤心脾，心虚神无所主，脾虚气血无生，心脾两虚，肺金失养，肃降失常，水精失布，因而导致肾阴不足，肝失濡养，心气虚涣，阴阳互不相济而产生神志失常，无故悲哀。本病为内伤虚证，五志之火由血虚引动。治疗上虽有火而不宜苦降，虽属虚而不宜大补，治以甘润滋养为主。尤在泾云："所谓邪哭使魂魄不安者，血气少而属于心也。数欠伸者，《经》云，肾为欠为嚏。又肾病者，善数欠，颜黑，盖五志生火，动必关心，脏阴即伤，穷必及肾也。小麦为肝之谷，而善养心气，甘草、大枣，甘润生阴，所以滋脏气而止其躁也。"

【辨证论治】

1. **心脾亏虚**　症见经常忧思凄惨，无故善悲，频作欠伸，烦躁不安，失眠健忘，善惊，面色浅淡。舌质干淡，脉象虚细。治法：养心理脾安神。基础方药：甘麦大枣汤（《金匮要略》）。

甘草 15 g，小麦 20 g，大枣 10 枚。

又方：归脾汤（《重订严氏济生方》）加减。白术 15 g，人参 15 g，黄芪 15 g，当归 15 g，茯神 15 g，远志 15 g，酸枣仁 15 g，龙眼肉 15 g，木香 5 g，甘草 10 g。加龙骨 20 g，牡蛎 20 g 以镇静安神。

2. **肝肾亏虚**　症见烦躁不安，失眠健忘，善惊，无故悲哀，频作欠伸，面潮红，唇舌干红无苔，手足心热，脉象弦细数。治法：养肝滋肾安神。基础方药：六味地黄丸（《小儿药证直诀》）加减。

熟地 15 g，山茱萸 15 g，山药 15 g，泽泻 10 g，茯苓 15 g，牡丹皮 15 g。加白芍 15 g，麦冬 15 g，五味子 10 g 以滋阴清火安神。

又方：养肝补肾汤（韩百灵临床经验方）。熟地 15 g，白芍 15 g，怀牛膝 15 g，川楝子 10 g，山茱萸 15 g，青皮 10 g，当归 15 g，茯苓 15 g，牡丹皮 15 g。（《百灵妇科·妇科杂病》）

三、裘笑梅

滋肾填精、平肝潜阳治围绝经期脏躁。围绝经期妇人脏躁属围绝经期综合征（曾称为更年期综合征）范畴，世界卫生组织于 1994 年在日内瓦召开的绝经研究进展工作会议上建议弃用"更年期"这一术语，推荐使用绝经前期、绝经期、绝经后期、绝经过渡期和围绝经期等与绝经有关的名词。

围绝经期是人体生命过程中的一个必经时期，是生命的自然规律，然而由于此时期机体内环境改变较大，加之个体差异，以及社会、环境的影响，引起肾之阴阳失衡，出现一系列临床症状，发为围绝经期脏躁。该病是围绝经期妇女的常见病，其发病率为85%左右，其中10%～30%患者症状严重，需要积极治疗。该病证候往往轻重不一，参差出现，病程长短不一，短者一年半载，长者迁延数年以至十几年不等。裘笑梅认为：随着社会的老龄化、人们健康保健意识的增强，因出现围绝经期脏躁证候而求医的病例数日渐增多，使用中医药治疗该病，对于改善患者症状、提高患者生活质量具有良好的疗效。

1. 病因肾虚精亏、阴虚肝旺 《素问·阴阳应象大论》曰："年四十而阴气自半也，起居衰矣；年五十，体重，耳目不聪明矣；年六十，阴痿，气大衰，九窍不利，下虚上实，涕泪俱出矣。"妇女一生经历经、孕、产、乳，从青春期经过生育期逐渐走向衰老，脏腑功能逐渐衰减，至绝经前后，肾气渐衰，天癸将竭，精血不足，不能上济于心，心神失养而现心悸失眠、抑郁多疑；肝为刚脏，性喜柔润，体阴而用阳，肾水亏乏，肝木失其涵养，肝阴不足，虚火内旺，扰动神明而见心烦意乱、喜怒无常、夜寐不安；肾阴不足，虚火内扰则潮热盗汗；虚火上扰清窍则头痛、眩晕；虚火扰乱神明则现神烦易怒，甚至癫症样发作；病程久延，阴损及阳，肾阳虚衰，四肢百骸失于温养则腰膝酸软，形寒肢冷；元气不足，无以温养脾胃，健运失司而见面浮肢肿，纳呆便溏；肾精亏虚，骨髓化源不足，不能营养骨骼而致骨骼脆弱无力，行动不利，肌肉骨节疼痛，易于骨折。正如《灵枢·天年》指出："五十岁，肝气始衰，肝叶始薄，胆汁始减，目始不明。六十岁，心气始衰，苦忧悲，血气懈惰，故好卧。"裘笑梅指出：女子历经、孕、产、乳，数伤于血，至围绝经期，肾精不足，水不涵木，肝失所养，而致肝肾亏虚。此时，若七情怫郁，肝失条达，日久化火，本已是肝肾不足之体，再加之火热煎灼，则更加重肝肾阴虚之证，如此恶性循环，阴虚更甚，肝火更旺，火性炎上，扰乱心神而致疾病反复发生，病久难愈。

2. 治当滋肾填精、平肝潜阳 因于肾虚精亏者临证见：经断前后情绪低落，忧郁寡欢，焦虑多疑，心悸健忘，或神烦易怒，夜寐多梦，心悸怔忡，头晕耳鸣，咽干口燥，夜尿频多，纳呆便溏，腰膝酸软，舌质红少苔，脉沉细弱或细数。

治当滋阴降火，宁心安神。药用黄连阿胶汤加减：黄连、黄芩、生地、玄参、白芍、阿胶、鸡子黄、柏子仁、远志。方中：黄连苦寒入心，直折心火，清心除烦；黄芩清热泻火，合黄连则清火之功益著；阿胶、生地、玄参滋阴养血；白芍酸寒，养血敛阴，配黄连则泻火而不伤阴，敛阴而不碍邪；配阿胶则益水之力更强；鸡子黄甘、平，入心、肾，既泻心火之有余，又补肾水之不足；柏子仁、远志宁心安神。诸药相伍，使阴复火降，心肾相交，则诸症自除。若见潮热盗汗、焦虑多疑、悲伤欲哭，加百合、浮小麦、甘草、大枣以养阴安神；若严重失眠、坐卧不宁者加紫贝齿、青龙齿、牡蛎、灵磁石，此时裘笑梅往往喜用自拟验方二齿安神汤加减镇静宁神，每有效验；若心火过亢而见口舌糜烂、心烦不寐，加淡竹叶、冬桑叶以清心降火。

因于阴虚肝旺者临证见：经断之年，情志异常，或情绪不稳，烦躁易怒，或易于激动，或精神紧张，头痛头胀，时轻时重，两目干涩，视物模糊，眩晕耳鸣，或四肢震颤，或胁肋疼痛，舌红少苔，脉弦细而数。治当滋肾养阴，清肝泻火。药用知柏地黄汤合龙胆泻肝汤加减：生地、山茱萸、牡丹皮、知母、泽泻、山药、黄芩、青龙齿、龙胆草、柴胡、当归。若见心悸失眠、夜寐多梦者加酸枣仁、柏子仁、夜交藤以养阴安神；若胁痛口苦加炒川楝子，苦寒以清肝泄肝，且能疏达肝气，理气止痛；有眩晕、头痛者酌加天麻、白蒺藜以平肝熄风。

此外，对于因盆腔器质性疾病而行子宫及双附件切除手术者，其术后出现悲观失望、多疑多虑、烦躁易怒者，皆因刀圭之时耗气伤血，加之人为去除胞宫胞络，冲任伤损，肾中阴阳平衡失调而致病。治疗之时当注重调补肾脏，方以六味地黄丸加减：熟地、山茱萸、山药滋养肝脾肾之阴而为"三补"，茯苓、泽泻、牡丹皮利湿泻浊，清热泻火而为"三泻"。"三补"为主，且以补肾为重，以达"壮水之主，以制阳光"之意，"三泻"为辅，以平偏盛而治标，临证中当去泽泻以防渗利伤阴，使阴血更虚。裘笑梅强调，此组方中当加用党参、白术、当归等益气健脾养血之品以补后天生化之源而养先天，加白芍以敛阴和营，柔肝养肝，加柴胡、陈皮疏肝解郁、调畅气机，则气血得补，阴阳平衡，气机顺畅，诸脏平和而心神得宁。（《百年百名中医临床家·裘笑梅》）

四、祝谌予

祝氏认为，妇女年届七七，肾气日衰，天癸绝竭，冲任二脉亏损，精血日趋不足。肾为先天之本,主藏精,肝体阴而用阳,主藏血。精生血,血化精,肝肾同源,人体五脏六腑得精血滋养则身体强壮,健康无病。如肝肾精血不足可致阴虚火旺,阴不制阳则阴虚阳亢,阴虚日久则阴损及阳,形成阴阳两虚,随阴阳平衡失调可发展为全身各脏腑功能紊乱,出现诸多见症。肝肾阴虚,肝阳上亢,故烘热汗出,阵发性面红潮热,头晕耳鸣,心烦易怒;阴虚内热,虚热内扰,则五心烦热,口干便结,失眠心悸;阴虚津亏,肾府不充,则腰膝酸软,足跟疼痛;肾气不足,冲任失调,则月经紊乱,崩中漏下;阴阳两虚则水肿便溏,血压起伏不定。祝氏常分4型治疗。

1. **血虚肝旺,阴虚阳亢** 症见烘热汗出,日数十次,面红潮热,头晕耳鸣,烦躁易怒,口干便结,失眠多梦,腰膝酸软,舌红黯,苔白,脉弦细数。治宜养血清热,滋肾平肝。方用芩连四物汤加味:黄芩10 g,黄连10 g,当归10 g,白芍10 g,川芎10 g,生地、熟地各10 g,桑叶10 g,菊花10 g,女贞子10 g,墨旱莲10 g。芩连四物汤出自《医宗金鉴》,治疗血热型月经先期。方用四物养血调经,芩连凉血清热,且治烘热。今加女贞子、墨旱莲滋阴补肾;菊花清头目,平肝阳;桑叶既可清肝热,又能止躁汗,组成治疗血虚肝热型围绝经期综合征之效方。如汗出过多加生牡蛎、五味子;失眠多梦加酸枣仁、柏子仁;心悸加沙参、麦冬、五味子;胸闷加石菖蒲、郁金。曾治马某,女,52岁,年逾五十而经水未绝,每于经前后即烦躁易怒,烘热汗出,阵发面赤,口干便结,怕热畏冷,舌质红,苔薄黄,脉细弦滑。辨证属肝肾阴虚,肝火旺盛,治用芩连四物加味汤再加生牡蛎30 g。服药6剂,烘热面赤大减,汗出烦躁消失,大便通畅。守方加牡丹皮配制蜜丸巩固。数月后月经断绝,诸症告愈。

2. **肝郁血虚,心神失养** 症见抑郁不畅,情绪波动较大,心烦心悸,恍惚多梦,无故悲伤哭泣,喜静怕乱,胸闷太息,舌淡苔白,脉弦细。治宜疏肝解郁,养血安神。方用逍遥散合甘麦大枣汤加减:当归10 g,白芍10 g,生地、熟地各10 g,柴胡10 g,白术10 g,茯苓15 g,炙甘草6 g,生麦芽30 g,大枣10枚,石菖蒲10 g,远志10 g。

3. **痰湿内蕴,扰动心神** 症见头脑昏沉,虚烦不寐,口苦泛恶,胸闷脘痞,惊悸多梦,甚至有幻觉,舌苔白厚腻,脉弦滑。治宜和胃化痰,安神定志。方用十味温胆汤加减:半夏10 g,茯苓15 g,陈皮10 g,枳实10 g,竹茹10 g,石菖蒲10 g,远志10 g,酸枣仁10 g,五味子10 g,甘草6 g,夏枯草10 g,丹参

15 g,黄连 6 g。

4. 阴阳两虚,冲任失调 症见头晕耳鸣,面红火升,烘热汗出,腰膝以下畏冷,或乍热乍冷,口淡不渴,尿清便溏,血压波动幅度较大,舌胖大,脉沉细。治宜温肾阳,降虚火,调冲任。方用二仙汤加味:仙茅 10 g、淫羊藿 10 g、巴戟天 10 g、当归 10 g、知母 10 g、黄柏 10 g、白芍 10 g、川断 10 g、女贞子 10 g、木瓜 10 g、牛膝 10 g。如大便不成形加补骨脂 10 g、五味子 10 g;血压不稳加桑寄生 20 g、杜仲 10 g。

有的妇女年龄超过五十岁,又非子宫肌瘤,出现经期延长,淋漓不绝,似有似无,伴口干心烦、手足心热、畏寒腰痛、小腹胀痛、舌淡脉细等气血不足、冲任失调、上热下寒之症,祝氏常用《金匮要略》之温经汤(当归、芍药、川芎、半夏、干姜、桂枝、吴茱萸、人参、甘草、牡丹皮、麦冬、阿胶)为主温补气血和肝肾,调养冲任,以冀断经。若属子宫肌瘤所导致,则用桂枝茯苓丸(桂枝、茯苓、丹皮、芍药、桃仁)加三棱、莪术、橘核、荔枝核、夏枯草、生牡蛎、乌梅、生薏苡仁等活血化瘀、软坚散结治疗。(《祝谌予经验集》)

五、罗元恺

围绝经期综合征的调治:妇女一般到 49 岁左右月经便逐渐断绝,此时肾气渐衰,天癸渐竭,生殖能力逐渐消失,是生理上的一个变化时期。中医称之为绝经期,西医则称为更年期。在这个时期,卵巢功能逐渐衰退,不再正常排卵,雌、孕激素的分泌亦明显减少,是妇女步入老年的标志。49 岁只是一个大概的平均数,绝经的迟早与地域、气候、民族、饮食、禀赋、生活环境等均有一定关系。在我国南方的都市,妇女往往延至五十二三岁才收经,但个别亦可在 40 岁左右便停经者,这与个人的体质有关。

在围绝经期,有些妇女因禀赋的差异和生活环境的影响,适在肾阴肾阳渐趋衰退之时,阴阳二气失去平衡,不能适应这个生理变化的过程而出现一系列症候,如面部烘热、烦躁、抑郁、失眠、头晕、耳鸣、神疲、汗出,或皮肤干燥、阴道干涩瘙痒等,统称为围绝经期综合征,或称绝经前后诸证。这些症候有轻有重,可夹杂出现,持续时间长短不一,短者一年半载,长者可达五六年之久。不仅影响其精神情绪,也妨碍生活和工作,有加以研究和调治的必要。

围绝经期综合征主要表现为虚证,即使有实证出现,也是本虚标实。其中较常见者为肝肾阴虚,表现为身面突然烘热,时作时休,发无定时,汗多,头晕,耳鸣,五心烦热,口干不渴,腰膝酸软,月经周期紊乱,先后多少不定,或数月一潮,或十多日又至,量少或多,或淋漓不断,阴道干涩,或烦躁易怒,或抑郁不解,心悸失眠。舌尖边稍红,少苔,脉弦细或弦细略数,重按无力。

其治则应为滋养肝肾,佐以镇摄安神。方药可用左归饮合二至丸加淫羊藿、龟甲、珍珠层粉。方中干地黄、山茱萸、女贞子、墨旱莲、枸杞子可各取15 g,怀山药25 g,以滋养肾肝脾三脏之阴,龟甲(先煎)30 g以潜阳镇摄,白茯苓20 g以健脾安神,少佐淫羊藿6 g以温养肾阳,乃滋阴不忘阳之意,亦即景岳所谓"善补阴者,必于阳中求阴,则阴得阳升而泉源不竭"之义。更入珍珠层粉3 g(另用温开水送服)以加强镇摄安神之功,生甘草3 g以调和诸药。若失眠严重者,加酸枣仁15 g、夜交藤20 g;烘热、烦躁明显者,去珍珠层粉,改用珍珠母30 g(先煎);腰膝酸软甚者,加怀牛膝20 g;五心烦热或午后潮热者,加地骨皮15 g、小环钗15 g;月经淋漓不止者,加益母草30 g、川断15 g;心情抑郁者,加郁金10 g、佛手10 g、白芍15 g;头目眩晕明显者,加何首乌30 g;血压偏高,头痛头晕者,加莲子心10 g、怀牛膝15 g;血脂偏高者,加山楂肉12 g、五味子10 g。

另一种类型为脾肾阳虚。表现为神疲体倦,形寒怕冷,或面目下肢虚浮,手指肿胀,心悸怔忡,欲寐,面色晦黯,月经失调而量多,带下清稀,便溏,夜尿多,下腹冷痛,腰膝酸疼,食欲不振,舌淡胖,脉沉弱迟缓。

治则宜健脾温肾,佐以补气。可用右归丸合四君子汤[熟地、山茱萸、菟丝子各15 g,怀山药25 g,鹿角胶或霜12 g,杜仲20 g,熟附子6 g(先煎)或补骨脂15 g,当归9 g,肉桂心3 g(另焗加盐少许和药服),党参、白茯苓各20 g,白术15 g,炙甘草6 g]。方中以右归丸温补肾阳,但应注意附子用量不宜过重,且以久煎为佳。四君子汤健脾益气,必要时党参可改用吉林人参。若月经量多者,在经期宜去当归、肉桂,加川断15 g、何首乌30 g;便溏者,去熟地;夜尿频数者,加覆盆子15 g。

有些患者以情志方面的症状为主,表现为情绪低落,焦虑多疑,或悲伤欲哭,忧郁寡欢,健忘,失眠,梦多,心悸,惊惕不安,舌尖红,少苔,脉细数。此为心肾不交,治宜滋养肾阴,宁心安神。可用百合地黄汤合甘麦大枣汤加淫羊藿、生龙齿(或龙骨)、白芍。方中以干地黄20 g、百合15 g兼养肺肾之阴,小麦30 g(先煎)以养心,白芍15 g、炙甘草6 g、大枣10 枚以养血润燥,并能缓急,生龙齿 30 g 以镇潜安神,佐以淫羊藿 6～10 g,亦取其阳中求阴之意。若失眠明显者,可加酸枣仁 15 g、五味子 10 g;烦热不得卧,口干苦者,去淫羊藿,加麦冬 12 g;情志失常者,加合欢花 9 g、石菖蒲 10 g、磁石 30 g(先煎)。

妇女进入围绝经期,年龄渐老,此期亦是高血压、动脉硬化、冠状动脉粥样硬化性心脏病(简称"冠心病")、颈椎病、肿瘤等疾患的好发期。故除了围绝经期综合征外,往往会并见其他老年病,临证时应详细了解病情,以免误诊或漏诊他疾。如有内科疾患,应分别处理,勿贻误病情。

此外,围绝经期综合征与精神因素关系密切,有过精神创伤或严重的生活挫折者,或性格内向、精神脆弱者,往往比较容易出现症状,治疗时应加以注意,予以适当的疏解和安慰,使其解除思想顾虑,心情舒畅。以心理治疗配合药物及饮食调治,自可事半功倍。(《现代著名老中医名著重刊丛书·罗元恺论医集》)

六、黄绳武

围绝经期综合征的发生机制,是肾气渐衰的过程中,肾中阴阳调节失常。临床表现似有余之象,如烘热、汗出、烦躁等,实俱不足之证,或肾阴虚明显,或肾阳虚明显。但从临床来看,又以肾阴不足为主,因围绝经期妇女完成了经孕产乳全过程,如果说女子有余于气,不足于血,围绝经期更是如此,加之阴阳调节功能失常,阴虚阳旺之证表现尤为突出。因此治疗只可补其不足,慎不可折其有余,特别是补养肝肾精血,滋肾阴以补水制火,养肝血抑上亢外越之浮阳,用药以甘咸为主,慎用苦寒耗阴之品。因围绝经期妇女虽表现阴虚阳亢,但其基础是阴阳俱虚之证,又岂能是苦寒之物所能奏效。沉寒之性,绝无生意,非但不能补阴,抑且善败其火,屡用之未有不暗损寿元者。围绝经期综合征,症状表现颇为复杂,具体用药又应随之而异,然滋养肝肾精血之生地、熟地、枸杞子,敛阴之白芍,清至阴虚火之地骨皮,安神敛魄之百合,养活血之丹参,健脾益气之山药等,是常酌情选用佳品。(《现代著名老中医名著重刊丛书·黄绳武妇科经验集》)

七、蔡小荪

(1) 本虚在肾气,补肾同时注重调脾。肾气衰退引起诸脏乃至全身功能失调是造成围绝经期综合征的根本原因,但治本之法不能仅仅着眼于肾气精血的衰退。调理脾胃也至为关键。因肾气衰退最终必使其他脏腑因失先天之培育而功能失常。脾胃乃后天之本,为医者若能在疾病尚未累及脾胃之前,先安未病之地,即在发病之初就注重脾胃的调护,不仅脾胃可免肾衰之累,且脾胃健运,则谷安精生,化源不竭,气血充盈,其他脏腑灌溉不乏,可代偿其先天不足。同时也能使已衰之肾气,得后天精微的充分滋养,有望可减慢衰势,缓冲脏腑、阴阳之失调,使机体在短时间内建立新的动态平衡。因此治疗本病时,应熔调理脾胃与补肾填精于一炉,每收事半功倍之效。尤对一些兼围绝经期功能失调性子宫出血的患者,由于肾气衰变与大量失血形成恶性循环,致使气血阴阳极度匮乏。此时大剂补肾填精之品往往因至虚不受峻补而无功,大队收敛固涩药物又难挽暴崩久漏、气不摄血之势,故治疗颇为棘手。蔡小荪在家传"益气养营固摄汤"基础上,适当加重补脾药物,往往2~3剂药后即能使出血停止。

(2) 标实在心肝,泻火勿忘理气化痰。本病虽为肾衰所致,但由此引起的病理变化较为复杂,因此谨察病机十分重要。肝为刚脏,体阴而用阳,主乎动、主乎升,乙癸同源,精血同源。今因肾气衰退,肝失肾水之滋养,则刚强之性暴现,通常出现两种结局:一是因水不涵木,直接导致的肝火亢盛、肝阳上亢,出现前人所谓"龙雷之火"升腾的症状;一是因肝失条达,疏泄失职,引起气机不畅,升降出入违常,致使体内水湿代谢障碍,湿聚成痰,产生气滞痰阻的病变。同时,由于心火失肾水上济,呈现心火偏亢、心神不宁的证候。临床上,往往是诸火(肝火、心火、痰火、郁火)、诸候(气郁生痰、火盛炼痰)、气滞、阳亢多种病理变化互相影响、互为因果,引起一系列复杂多变的证候群。蔡小荪言:大凡本虚标实之证,常法当扶正祛邪并举,而本病虽然亦属本虚标实,但根据长期临床观察和治疗体会,此类患者就诊之初往往标实诸症颇重颇急,而患者又极易多思多虑,若一诊之后症状显减,则治病信心大增;若一诊之后疗效不显,患者即对医者技能抱有疑虑,或认为自己疾病不可救药,以后治疗往往难以奏功,故首诊疗效至为关键。补脾益肾固为治本之法,但对是时来说犹如远水近火,故初诊治疗之肯綮,在于抓住火、痰、滞三端,明审其中轻重缓急,先治其标,后治其本,单刀直入,迅速有效地折其标实之势,一旦症状缓解,再增治本之品,多可获得满意疗效。

第四章 现代名医医论医话

（3）临证遣方药，精简轻灵恒变有度。蔡小荪用药见效迅速，以轻、简、验为特色。蔡小荪治本病之处方用药，泻火多取黄柏、知母、牡丹皮、地骨皮诸药；平肝颇用石决明、菊花、钩藤、白蒺藜之类；气滞用柴胡、青皮、郁金、木香种种；痰阻用陈皮、半夏、石菖蒲、胆南星、姜竹茹等；养心安神用丹参、柏子仁、远志、朱灯心、磁石；缓急定志予淮小麦、生甘草、白芍、石菖蒲；健脾益气用党参、黄芪、茯苓、白术；补益肾气用生地、熟地、巴戟肉、淫羊藿、枸杞子，皆普通平常药物，随证选用 10～12 味为方；剂量轻者 4.5 g，重者 12～15 g，然取效多捷，令左右叹服。蔡小荪言：治病贵在深悟病之特性，辨证正确，用药精当切病，自能取得疗效，其中深谙药性功用十分重要。如本病泻火药的选用，虽病属心肝火旺，但终是肾水不足之虚火，故忌用大寒大苦之龙胆、栀子、黄柏、知母，既能滋阴，又能泻火，当推首选药物；次为牡丹皮、地骨皮，若火旺甚者，也可暂用黄连、黄芩，但需中病即止，免犯虚虚之诫。凡急躁易怒，悲伤欲哭，喜怒无常，多思多虑者，每以甘麦大枣汤配石菖蒲、白芍用之。蔡小荪指出：此类证候频似《金匮》之脏躁证，乃心营内亏、肝阴不足所致。甘麦大枣虽平淡无奇，但最适此症。配白芍柔肝养血，与甘草伍，助缓急之功；石菖蒲既能豁痰开窍，又能理气活血，治心气不宁，《重庆堂随笔》言其是"舒心气，畅心神，怡心情，益心志"之妙药也。五药相得益彰，用之颇验。疏肝解郁之品，蔡小荪最喜郁金，认为其性轻扬，能散郁滞，顺逆气，上行而下达，对心肺肝肾火痰郁遏者用之最佳。夜寐难安，甚则彻夜不眠者，增琥珀末 1.2 g，于临睡前 1～2 h 吞服，有显效。蔡小荪曰："围绝经期综合征本虚之证不著，标实诸候复杂多变，故治疗应立足实践，细心体察，通常达变，灵活运用，自能取得较好疗效。"［《跟名医做临床·妇科难病（蔡小荪篇）》］

八、肖承悰

围绝经期综合征的发生与肾、肝、心三脏关系密切。患者先天阴血不足或多产房劳、大病久病，损及肾阴，至经断前后肾气渐衰，肾精渐耗，精血更显不足。肾阴亏虚，阴不制阳，阳失潜藏，虚热内生，则见潮热汗出、五心烦热等症。肝肾阴虚，精血不足，天癸渐竭，冲任失养，血海渐空，或阴虚内热，热伏冲任，扰动血海，血海不宁，可致月经失调，渐至闭止。《医学正传》言："月经全借肾水施化，肾水既乏，则经血日益干涸。"腰为肾之府，乃肾之精气所溉之域,肾精亏虚,无以濡养腰脊而发生腰痛。肾主骨生髓,开窍于耳,其主骨生髓的功能是以肾精为物质基础的。肾阴不足,肾精亏虚,不能养骨生髓,则见头晕耳鸣、骨节酸楚等症,如《灵枢·海论》所言:"脑为髓之海。""髓海不足,则脑转耳鸣,胫酸眩冒。"肝肾之阴亏虚,水不涵木,肝阳上亢,上扰清空,则头痛头晕;肝主疏泄,性喜条达,恶抑郁,肝阴不足,肝体失于柔养,疏泄失常,肝失条达,则情志抑郁或烦躁易怒。心肾水火既济,肾水不足,不能上济于心火,心肾不交,心火独亢,热扰心神,神明不安,则心悸、怔忡、失眠、多梦。《素问玄机原病式·火类》指出:"水衰火旺而扰火之动也,故心胸躁动。"《景岳全书·不寐》云:"真阴精血之不足,阴阳不交,而神有不安其室耳。"阴血主滋养、濡润,阴虚血燥,肌肤失于濡养,血燥生风,则皮肤干燥刺痒。肾司前后二阴,肾精亏虚,前阴失润则阴部干涩。(《肖承悰妇科集验真传》)

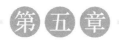

历 代 医 案

第一节 古代医案

一、诸证类

(一)《妇人大全良方》载案

案1 夫中风者,虚风中于人也。风是四时八方之气,常以冬至之日自坎而起。候其八方之风,从其乡来者,主长养万物;若不从其乡来者,名为虚风,贼害万物。人体虚者则中之,当时虽不即发,停在肌肤,后或重伤于风,前后重沓,因体虚则发,入脏腑俞。俞皆在背,中风多从俞入,随所中之俞而乃发病。妇人血气虚损,故令中风也。当察口眼开合以别重轻,涎沫有无以明证治。如眼开口闭,手足不开,涎不作声者可治。如眼闭口开,声如鼾睡,遗尿者死。至宝丹、苏合香圆、五积散(加麝香煎)、牛黄清心圆。排风汤治男子、妇人风虚湿冷,邪气入脏,狂言妄语,精神错乱,及风入五脏等证。

白鲜皮、白术、白芍药、桂心、川芎、当归、防风、杏仁(去皮尖,麸炒)、甘草各二两,白茯苓、麻黄(去节)、独活各三两。上咬咀,每服三钱。水一盏半,生姜四片,煎成八分,去滓温服,无时候。

癸丑春,有一妇人,年四十四五,其证说话气短,足弱,行得数步则口若含霜。七十日内三次经行,遇行则口冷,头目眩晕,足冷则透心冷痛。每行则口中冷,气不相续,有时鼻中热,面赤翕然而热。身体不仁,不能行步,手足不随,不能俯仰,冷痹骨痛,有时悲伤。梦与前夫相随,则上气奄然而极,心惊、志意不定,恍惚多忘,却能食,如此仅一年许。医者投热药则面翕然而热,气满胸中,咽中窒塞,闷厥。投冷药则泻。又一医者以十全汤服之,则发烦躁,心惊而跳。一医者以双和汤服之,觉得面上与腹中甚如火燀,心愈惊,欲吐不吐,大便秘,里急后重。求仆诊之,六脉弦缓,喜见于春,此是可治之疾。未供药间,忽然吐泻,泻后觉肛门如火,虽泻六次,却不多。仆一时识证未尽,且与俞山人降气汤八服。次日诊之，脉差有力，云服药之后，觉鼻中热，心烦闷绝，齿噤。与参苏饮八服，黄连圆二两许。越三日，云服药之后，其疾如故。与茯苓补心汤服之，皆无效。仆以脉证详之，只有排风汤甚对此证。或曰：何以见得是此证？一，能食饮，此风饥也；二，七十日三次经行，此是荣经有风，血得风散也；三，头目眩晕，此肝风也；四，面赤翕然而热，悲伤，此心风也；五，身体不仁，不能行步，梦与前夫相随，此脾风也；六，手足不随，腰痛难以俯仰，冷痹骨疼，此肾风也。诸有此疾，令人心惊，志意不定，恍惚多忘，真排风汤证也。或曰风脉当浮，今脉弦缓微弱，恐非风也。答曰：风无一定之脉，大抵此证虚极生风。然排风汤所用之药有十全大补汤料，亦有平补之意，却不僭燥。共十服。越三日，云服之有效。脉亦差胜，只是心中如烟生，似有微热，大便尚秘。此真是风证，再与排风汤十服，兼牛黄清心圆、皂角圆助之。越三日，云服前药一二日，大烦躁，于热诸证悉除。只是足弱不能支持，脉亦弱，予秘传降气汤十服。又越三日云诸证悉退，只是梦里虚惊，大便滑泄，如食伤相似，奏厕频数，脉尚弱。与五积散数服，加人参、盐煎，兼感应圆即愈。自后云，皆无恙矣。但上重而头眩，不能久立久坐，服与排风汤，则脱然安矣。以此方之药依上法，不可杜撰、臆度处方。

案2 四白散：治男子、妇人血虚发热，夜多盗汗，不进饮食，四肢羸瘦，骨立，拘挛，脚痛不能行。

黄芪、厚朴、益智仁、藿香、白术、白扁豆、陈皮各一两，半夏、白茯苓、人参、白豆蔻仁、天台乌药、甘草各半两，京南芍药两半，檀香、沉香各一分。上为细末，每服三钱。水一盏，姜三片，枣子一个，煎至七分，温服。乙巳年，罗安人病，发热自汗，心烦，身体骨立，足痛拘挛，不能屈伸，饮食不进。虽老医亦不能疗。召仆治之，六脉弦弱。仆曰：虽脉似劳，实非劳也。似脚气，而非正脚气。但当调脾生血，其热必退，然后攻足，则可望安。遍寻诸方，皆无对证之药，遂处四白散子与服，不半剂，热退能食。又处苍术圆继之，筋脉伸，足能行而愈。（《妇人大全良方·妇人中风方论》）

(二)《古今名医汇粹》载薛立斋案

薛立斋医案：一妇人，年四十，素性急，先因饮食难化，月经不调，服理气化痰药，反肚腹膨胀，大便泄泻；又加乌药、蓬术，肚腹肿胀，小便不利；加猪苓、泽泻,痰喘气急,手足厥冷,头面肢体肿胀,指按成窟,脉沉细,右寸为甚。余曰:此脾肺之气虚寒,不能通调水道,下输膀胱,渗泄之令不行,生化之气不运。即东垣所云:水饮留积,若土之在雨中,则为泥矣。得和风暖日,水湿去而阳化,自然万物生长。喜其脉相应,遂与《金匮》加减肾气丸料服之,小便即通。数剂肿胀消半,四肢渐温,自能转侧。又与六君子加木香、肉桂、炮姜治之,全愈。后不戒七情饮食,即为泄泻,仍用前药加附子五分而安。(《古今名医汇粹·经漏》)

(三)《古今医案按》案

案1 薛立斋治一妇人,自汗盗汗,发热晡热,体倦少食,月经不调,吐痰甚多,已二年矣。遍身作痛,天阴风雨益甚。用小续命汤而痛止,用补中益气、加味归脾汤,三十余剂,诸证悉愈。此皆郁结伤脾,不能输养诸脏所致,故用前二汤专主脾胃。若用寒凉降火,理气化痰,复伤生气,多致不起。(《古今医案按·痹》)

案2 一妇年四十余,月经不调,行时腹疼,行后又有三四日淋沥,皆秽水,口渴面黄,倦怠无力。以白术一两,归身尾、陈皮各七钱,黄连三钱,木通二钱,生芪、黄芩各二钱,炙甘草一钱,分作八帖,下五灵脂丸四十粒,食前服。

震按:此案用药,白术、黄连、归身、归尾用得最好,芪、芩嫌其太轻,更好在五灵脂丸。(《古今医案按·女科》)

案3 一妇人年四十,劳则足跟热痛,薛以阴血虚极,急用圣愈汤而痊。后遍身痛痒,误服风药,发热抽搐,肝脉洪数,此乃肝家血虚火盛而生风。以天竺、胆星为丸,用四物、麦冬、五味、芩、连、炙草、山栀、柴胡煎送而愈。

案4 一妇人多怒,经行或数日,或半月方止。三年后,淋沥无期,肌体倦瘦,口干内热,盗汗如洗,日晡热甚。用参、芪、归、术、茯神、远志、枣仁、麦冬、五味、丹皮、龙眼、炙草、柴胡、升麻,治之获愈。此证先因怒动肝火,血热妄行;后乃脾气下陷,不能摄血归源。故用前药,若胃热亡津液而经不行,宜清胃;若心火亢甚者,宜清心;若服燥药过多者,宜养血;若病久气血衰,宜健脾胃。

震按:前案治血热生风,此案治脾虚下陷,迥然不同,但前案易认。此案内热倦瘦,盗汗口干,日晡热甚,已近痨怯病形,幸未咳嗽经停耳。若认为痨

怯而用清火,则必死。(《古今医案按·女科》)

(四) 李铎案

程景祥室人,年六一。头晕自汗,能食心嘈而手心汗,昼夜不息。诸医进归脾养心敛汗大补之剂,千手雷同,数月无效。医者谓汗多亡阳,病者虑昏冒汗脱,举室惊惶,日无甯晷。壬戌之冬,适余诣湾,请为诊治,按其脉如平人,视其形容如常,且能饮食,则非危证。审其汗出必心嘈,头昏而神气不乱,食肉饮一瓯则心嘈瘥可。按手心汗,津液自胃腑傍达于外则手足自汗,乃热聚胃腑逼而出者。又《素问》谓胃中热则消谷,参此二义则非真阳虚自汗无疑矣。余用二加龙牡汤加小麦、石斛、地黄之类,频服数十剂渐次而瘥。按:汗出不止多属气血两虚,而眩晕自汗原有营阴亏损,阳越不潜而致者,又当辨其能食不能食及手心汗,昼夜不止者曷故也。使置此数端不究,徒执气虚血虚,概施呆方以治,业医亦觉大易矣。(《医案偶存》)

(五) 王世雄案

盛泽王西泉丈仲郎巽斋刑部夫人,年未四旬,而十八年前诞子之后,汛即不行,医以为虚,频年温补,略无小效。董味青茂才嘱就余诊。脉弦滑而体甚丰,乃气郁生热,热烁津液以成痰,痰复阻其气道,不能化血以流行,以致行度愆期,腹形胀痛,肢背不舒,骨疼痹惕,渴不欲饮,间或吐酸,二便不宣,苔黄口苦,皆风阳浮动,治节横斜之故也。与沙参、蛤粉各四钱,丝瓜络、石菖蒲各一钱,紫菀、仙夏、旋覆、蒺藜各一钱五分,茯苓三钱,丹参二钱,黄连四分,海蜇二两,凫茈(编者注:音 fú cí,指荸荠)一两,服十余剂,来转方云:胀痛蠲而腹背皆舒,夜寐安而二便亦畅,酸水不吐,痰出已松,是肝已渐柔,惟食少无味,骨节痠疼右甚,乃阳明虚无以束骨利机关也。拟通养法:参须、石菖蒲各一钱,茯神、络石各三钱,薏苡四钱,仙夏、竹茹各一钱五分,木瓜八分,姜汁炒黄连三分,十大功劳一两。仲冬招余往游复视,则诸恙皆安,惟右腿尚疼耳。即于通养方内加黄柏、仙灵脾,服之,遂愈。(《归砚录》卷四)

(六) 张乃修案

案1 陈右。营血不足,肝气有余。中气痞阻,眩晕耳鸣,心悸少寐。宜养血息肝。

制香附，川楝子，白归身，杭白芍，清阿胶，炒枣仁，朱茯神，煅决明，白蒺藜，煨天麻，甘菊花。

二诊　向有肝厥，肝气化火，劫烁阴津，致营液不能营养，遍身筋骨作痛，眩晕，心悸，耳鸣，颧红火升。热熏胸中，胸次窒闷。肾水不能上潮于心，时常倦睡。脉细弦，尺涩。宜滋肾之液，以息风木。

阿胶珠，生地，天冬，黑豆衣，玄参，白芍，女贞子，朱茯神，生牡蛎，白归身，淮小麦。

三诊　《生气通天论》曰：阳气者，精则养神，柔则养筋。又曰：阳气者，烦劳则张，精绝，辟积于夏，使人煎厥。《内经》极言阳火内燃，气血煎熬，阴不含抱，阳火独炎，一时阴阳几离，遂为煎厥。经义如此，原属大概。今诊脉象细弦，左尺小涩，右尺不藏。病起于数年前，屡屡发厥，旋即经事迟行，甚至一年之中仅来两次，其阳气之吸灼，阴液之消耗，略见一斑。兹则肩背腰脊股腨皆痛，火时上升，心悸耳鸣头晕。据述操持烦劳，甚于平人。显由烦劳激动阳气，壮火食气，遂致阳明络空，风阳乘虚入络，营血不能荣养筋络，是失其柔则养筋之常也。心为阳，心之神为阳中之阳。然神机转运，则神气灵明；神机不运，则神气蒙昧。所以离必中虚。其足以转运阳神者，阴津而已矣。今风阳亢盛，阴津日亏，虽有阳神，而机枢不运，所以迷沉善寐，是失其精则养神之常也。舌苔或黄或白，或厚腻异常，有似阴虚之中，复夹湿邪为患。殊不知人必有胃，胃必有浊，浊随虚火升浮，舌苔自然变异，从可知浊乃假浊，虚乃真虚也。治之之法，惟有甘以益胃，滋肾祛热，以息风木。然必安静勿劳，方能奏功，不可不知。

大生地六两，白归身（酒炒）二两，木瓜皮（炒）一两五钱，杭白芍（酒炒）二两，大熟地四两，黑玄参三两，朱茯神三两，黑豆衣三两，肥玉竹三两，大天冬三两，金石斛（劈开）四两，潼沙苑（秋石水炒）二两，女贞子（酒蒸）三两，大麦冬三两，西洋参三两，野於术（人乳拌蒸）一两，甘杞子（秋石水炒）三两，柏子仁（去油）三两，厚杜仲（秋石水炒）三两，小兼条参秋石水拌（另煎冲入）八钱，生熟甘草各七钱，粉丹皮二两，生牡蛎八两，陈阿胶（溶化，冲）四两，龟板胶（溶化，冲）四两。

上药煎三次，去渣，再煎极浓，以溶化二胶、兼条参汤冲入收膏。每晨服七八钱，渐加至一两余，开水冲化。

案2 李右。气血两亏，木失涵养，致阳气不和，头昏眩晕，皮寒骨蒸，时易汗出。阳气不能外卫，非偏热所能常进也。

川桂枝五分，地骨皮二钱(桂枝同炒)，杭白芍一钱五分(酒炒)，白茯苓三钱，白归身二钱，炙黑草三分，橘白一钱，淮小麦五钱，大南枣三枚。(《张聿青医案·肝火肝阳》)

案3 刘右。《经》云：真头痛，头痛甚，脑尽痛，手足寒至节，不治。头痛连脑一症，从来殊少专方。前诊脉象细沉，久按带弦。据述病剧之时，头脑苦痛，痛则遍身经络抽掣，数日渐退。夫脑为髓之海，病入骨髓，已属不可救药，何况乎苦痛之地，而在于髓之海乎！病及髓海，则虽疗治，尚苦无方，安有数日而能渐退之理乎？其所以如此者，必有至理存乎其中，在临症者未之深思耳。考十二经中，惟太阳膀胱经为水府，其脉络脑。又痰与湿皆水类也，痰湿遏伏，则水寒而脉道不行，脑痛之由，实出于此。刻下头痛虽不甚发，而每晨辄心中泛泛漾漾，至午才得如常。盖卧则气闭，气闭则痰湿不行，清晨初起之时，正是痰湿欲行未行之际，阳气浮越于上，故体为之疲软，心胸为之不舒。夫营出于中焦，又中焦受气，取汁变化而赤，是为血。今中焦所受水谷之气，不化为血，而酿为痰，故未至七七之年，而经水断绝。拟药如下，即希高正。

盐水炒潼沙苑二两，橘红八钱，泽泻一两，炙黄芪二两，茯苓二两，制半夏二两，炒於术二两五钱，盐水炒黄柏一两，焦茅术一两五钱，炒杞子三两，煨天麻一两，杜仲三两，范志曲一两五钱，当归炭二两，川断肉二两(炒)，白芍一两，炒酸枣仁二两，炒麦芽二两，炒干姜七钱。

上药如法研为细末，水泛为丸如绿豆大。每晨服三钱，开水送下。另研参须一两五钱和入。

案4 某右。老年偏左头疼。产育过多，血亏则肝乏营养，阳气僭上也。

酒炒当归，蜜炙白芷，池菊花，白僵蚕，蜜炙川芎，酒炒白芍，蔓荆子，龟甲心，生地炭。(《张聿青医案·头痛》)

案5 叶右。向有偏左头痛。兹则背脊恶寒，遍身作痛。营血不足，风阳乘虚入络。暂为宣通。

川桂枝二分，左秦艽一钱五分，桑寄生(酒炒)三钱，酒炒防己一钱，全当归二钱，白蒺藜(去刺，炒)三钱，嫩桑枝(酒炒)三钱，橘皮络各一钱，丝瓜络(酒炒)一钱五分。

二诊 身痛稍减，偏左头疼渐止，再和营血而息肝阳。

粉全归(酒炒)二钱，炙黑草四分，桑叶一钱，玄参三钱，杭白芍(酒炒)一钱五分，池菊花一钱五分，丹皮二钱，南枣三枚，白蒺藜(去刺，炒)三钱，黑豆衣三钱。(《张聿青医案·风痹》)

二、血崩类

(一) 陈士铎案

案1 一老妇血崩，症如前，此不慎房帏也。七七天癸绝，宜闭关不战，即战宜草草了事，未必肾火大动。倘如少年浪战，必血室大开，崩决而下。用当归补血汤加味：芪、归一两，三七末三钱，桑叶十四片。四剂不发。设再犯色，必重病。补血汤气血双补，三七根止血，桑叶滋阴又收敛。但年老阴精既亏，此方虽神，恐难永远，以补精药尚少。服此后，加白术五钱，熟地一两，山药四钱，麦冬三钱，北五味一钱，服三月断后。(《辨证奇闻·血崩》)

案2 一妇五六十岁，行经如紫黑块，或如红血淋，此血崩之渐也。七七天癸绝，又不服补阴济阳药，何精满化经？乃肝不藏血、脾不统血也。非泄精动命门火，气郁动龙雷炎。二火发动，血乃走，似行经，实非也。此非大补肝脾，血不骤止。然补肝脾，尤当兼补气以止血。用安老丹：参、芪、熟地一两，归、术、枣皮五钱，阿胶、荆芥、甘草、木耳灰一钱，香附五分。十剂愈。此补肝脾气，气足自生血，且能摄血。尤妙大补肾水，水足肝气益舒，肝舒脾气得养，肝藏血，脾统血，何虞崩哉。(《辨证奇闻·调经》)

(二) 徐大椿案

徽州盐商汪姓，始富终贫，其夫人年四十六，以忧劳患崩证，服参附诸药而病益剧，延余治之。处以养血清火之剂，而病稍衰，盖此病本难除根也。越三年夫卒，欲往武林依其亲戚，过吴江求方，且泣曰：我遇先生而得生，今远去，病发必死耳。余为立长服方，且赠以应用丸散而去。阅十数年，郡中有洋客请治其室人，一白头老妪出拜，余惊问，曰：我即汪某妻也。服先生所赠方药，至五十二而崩证绝，今已六十余，强健逾昔，我婿迎我于此，病者即我女也。不但求治我女，必欲面谢，故相屈耳。盖崩证往往在五十岁以前天癸将绝之时,而冲任有火,不能摄纳,横决为害。至五十以后,天癸自绝,有不药而愈者,亦有气旺血热,过时而仍有此证者,当因时消息,总不外填阴补血之法。不知者以温热峻补,气愈旺而阴愈耗,祸不旋踵矣。此极易治之病,而往往不治,盖未能深考其理,而误杀之耳。(《洄溪医案·崩》)

(三)孔继菼案

议赵仁趾夫人暴崩失血病。赵仁趾夫人,年四十余。暴崩失血,三日不止,呼救于予。予问其因,虚耶?劳耶?气耶?火耶?其有所伤而捐耶?赵君曰:损则无,其余数者似皆有之,难以确指也。问:何不早治?曰:医欲用十灰散,以未得棕,尚在寻觅。予曰:固哉!灰虽有十,迫急之时,得一则用一,得二则用二,至十备其九,亦云全矣。乌有因一味不备,而令人忍死以待者。此无他,殆恐服不效,而又别无他法,故为此藏拙之计耳。目下病势何如?曰:现在时下时止。其下也,周身经络处处作响,自四肢宛转而内,渐达于胸隔,渐下于胁腹,渐及于脐下,则血大下矣。下已,周身又响。予曰:此脏腑血尽,转而挹之外体,外体又尽,转而挹之四肢,至四肢之血尽,则更无余矣。此时必心热烦躁,气逆而喘,头面一阵大汗,阳从上脱,不可复挽矣。及其未脱也,当重用养阴敛气之药,但资十灰无益也。十灰仅能止血,不能复阴,阴已将尽,无以续之,则危矣。归与医商,时不可缓。赵君急归,则医已潜踪去矣。于是,飞舆延予。予至,则病人头汗津津,心中烦热,兼之呕逆,势危甚。入诊其脉,浮数无根,谓赵君曰:此惟人参可救,乡僻安从得此?重用党参,合诸养阴之品,可也。乃用党参、生地、白芍各一两,麦冬、萸肉、黄芩、元参各六钱,阿胶四钱,石斛五钱,五味子钱半,煎汤二升,加十灰散二钱服之。服后稍寝,头汗渐止,呕逆不作,复以稀粥服之,遂熟睡。次日,更进一剂,连啜稀粥数次,心中始不复热,脉之浮者渐沉,数者渐退矣。乃少减前药,去萸肉、黄芩,加山药、芡实,嘱令日进一剂,而续续分服,必与稀粥更迭间进。赵君请问其故,予曰:君不知乎?食以养阳。夫阴阳互根者也,大失血后,固属阴亏,然血去而气亦随之,阳亦几于无余矣。此症重用阴药以养阴,即当并用阳药以养阳。养阴之味,地黄、芍药之属,足以胜任矣。养阳之味,止一薄劣无力之党参,其堪恃乎?舍党参而他求,性味又不相宜,不得已借资于粥,不过奏功稍缓,其实为用无弊。所以然者,粥之气味,粹然精醇,易食易消,能升

第五章　历代医案

能降,与胃中清和之气最相得者也。胃有谷力,正气不馁,药之入于胃中者,各自从容散布于各经。是参力不及之处,而谷精以为之续,则阳生阴化,血之复也可望矣。曰:古人养血,皆用四物,兹何以不用芎、归?又去萸肉、黄芩,而用山药、芡实,何也?予曰:芎、归诚能养血,然性动而气温,其行之阴也,滞者可使之流,静者能使之动。夫惟阴血不静,乃至崩而大下,又可以流走窜动之品,助其动而引之下乎?去萸肉者,已有芍药,恐酸敛之太过也。去黄芩者,已有元参,恐苦寒之伤胃也。用山药、芡实,正与用党参、稀粥同义。然党参合稀粥,生发胃气,宣通之意多,恐阴药之滞腻不行也。山药合芡实,填补胃气,固涩之意多,恐阴药之沉滑作泻也。夫病至危迫之时,治法亦极为逼仄,岂一意孤行,遂能安全无弊乎哉?赵君称善。予将归,复嘱之曰:此病全在保养,慎勿妄动,起坐行立即能,亦勿遽耳。目下血止不下,仅有得生之意而已,可保无虞则未也。更历一载不犯,则气血重固,乃更生之日矣。复指其幼子曰:当为此子,善觑其母。盖赵君之于室家,多有不甚平处,故因以规之云。(《孔氏医案》卷四)

(四)林珮琴案

王氏七七之期,经断半载,忽又崩淋不已,虽血海亏虚,但宜续、杜摄血,兼艾,附调气足矣。医辄以棕灰、黑蒲黄止涩,乃至小腹胀满硬痛拒按,头疼脘痞,热渴心烦,小水短涩,脉左弦右数,此络瘀阻痹攻痛。宜主理瘀,佐通络,乃奇经治法,非失笑散、决津煎之比。五灵脂、郁金汁各八分,牛膝、栝蒌、橘络各钱半,延胡索、桃仁、赤芍药、木通各一钱,当归须、降香末各二钱,三服瘀行腹软。但口干微渴,头仍不清,必由液虚风动。改用阿胶、甘菊(炒)、麦门冬、石斛、荆芥(醋炒)、枣仁、茯神、白芍药、莲子、龙眼肉,血止,诸症亦退。又下白带,为气虚陷。用党参、玉竹、茯苓、续断、杜仲(盐水炒)、生地炭、芡实、枸杞子俱焙,三服痊愈。

谢氏天癸当断之年屡患崩漏,近兼利血白带,头震耳鸣,项麻面赤。症由任带两亏,火升风煽,致心神浮越,怔悸不安。治以镇阳摄阴,务使阳下交阴,阴上恋阳,震麻暂已。再血海存贮,阴络不伤,下元重振,专在静摄,勿以操持扰动厥阳,则宵寤汗泄渐安矣。熟地黄、山药、五味(焙)、枸杞子(焙)、龟板、龙骨、阿胶、牡蛎(煅研)、杜仲(盐水炒)、龙眼肉,数服甚适。去龙骨、牡蛎、杜

仲,加羚羊角、牡丹皮、白芍药、茯神、莲子、芡实、续断等熬膏,即用阿胶收,小麦煎汤和服。渐愈。(《类证治裁·崩漏论治》)

(五)谢星焕案

丁桂兰内人,年近五十,得崩漏之病,始则白带淫溢,继则经行不止,甚则红、白、黄、黑各色注下,绵绵不绝,迁延五载。肌肤干瘦,面浮跗肿,胸胁作胀,谷食艰进,所下已有腥秽,自分必死。所喜脉无弦大,可进补剂,然阅前方十全、归脾之药,毫无一效。窃思妇人久崩,调补气血不应,必是冲脉损伤。考《内经》逆顺篇以冲称血海,又为五脏六腑之海,又云冲脉起于胞中,而胞中原属命门,因推人身自头至足,腹前背后,无不禀承于命门,以海为百脉之宗,经络发源之地,然非独血海为然也。即气海、髓海、水谷之海,亦皆禀承于命门,与人身气血之盛衰大有关系。再考《内经》于胸胁支满,妨于食,时时前后血,必因少时有所大脱血,或醉入房,气竭肝伤。此症虽非醉犯房劳,必当年产后胞户未扃,房室不慎,损伤冲脉可知。夫冲既不蓄,则诸脉皆废不用,有职无权,由是任脉不为之承任,带脉不为之带束,督脉不为之统督,阴阳维不为之拥护,故身中之精华散漫无统,无所禀承,不及变化,所以诸般颜色之物注于冲路而下,譬之漏卮不竭不已也。所服参、芪、归、术,计非不善,但甘温守补,岂能趋入奇经? 仿《内经》血枯血脱方法,特制乌鲗丸,义取咸味就下,通以济涩,更以秽浊气味为之引导,参入填下之品,立成一方,似于奇经八脉毫无遗义。且令其买闽产墨鱼,间日煮服,亦是同气相求之意。如此调理两月,按日不辍,五载痼疾,一方告痊。后黄鼎翁之内悉同此症,但多有少腹下坠,未劳思索,迳取前方加黄芪而痊。

附方:熟地、枸杞、苁蓉、鹿角霜、故纸、茜草、牡蛎、锁阳、海螵蛸、桑螵蛸,鲍鱼汤煎。

【按】《内经》四乌鲗骨一蔍茹丸,《素问》治气结肝伤,脱血血枯,妇人血枯经闭,丈夫阴痿精伤,乌鲗骨四两(即海螵蛸),蔍茹一两(本草作芦茹,即茜草),丸以雀卵,大如小豆,以五丸为饭后,伙以鲍鱼汁,利肠中及伤肝也。窃忆《内经》之方不多见,除此方外,惟有治心腹满,旦食则不能客食,名曰鼓胀之鸡矢醴(一剂知,二剂已)。其方用羖鸡矢干者八合炒香,以无灰酒三碗煎至一合,滤汁,五更热饮则腹鸣,辰巳时行黑水二三次,次日觉足面渐有绉纹。

又饮一次,渐纾至膝上则愈),及阳气盛,阳跷之脉不得入于阴,阴虚,故目不瞑之半夏汤(以千里长流水扬万遍,取五升,半夏五合,煮为升半,饮一小杯,稍益,以知为度,覆杯则卧,汗出则已)而已(一剂知,谓药病相知,犹言药与病合。二剂已,谓病已除也)。男澍谨识。(《得心集医案·产后门》)

(六) 王堉案

邻人刘锡庆之姊,三醮而仍寡,年近五旬,忽患血崩,村医以为蹉跌,用发灰、地榆类涩之而不效。经月余,来邀余治,见其面白如灰,气息仅属,甚不堪。视其脉则沉细迟弱,凡虚象无所不有。乃曰,此病危如朝露,过半月,恐不救也。又贫寒难事药饵,急欲辞归,其婿忽止之曰:岳母病如可愈,药钱我任之,万一不救,则不必矣。余感其义,乃告之曰:君热肠如是,余当竭力,虽无旦夕效,然性命或无碍也。投以大剂六味回阳饮,二日而精神起,然崩则如故。其婿来曰:命似可救,而血崩不止。余曰:君无虑,止血崩实易事,但岳母阴阳两虚,不固其气,血崩难止。今有回阳饮以作其气,再用提补,靡不效矣。又投人参养荣丸,加柴胡、升麻以提之,又加芡实、龙骨以涩之,凡五进而血止,因命专服人参养荣丸,两月后,偕其婿来敛衽拜谢。就内人取针线数事而去。越数日精心密缕,封而呈焉。并云贫无可酬,聊以手指答救命之恩云耳。(《醉花窗医案·年老血崩阴阳两虚》)

(七) 丁甘仁案

罗右。崩漏不止,形瘦头眩,投归脾汤不效。按脉细数,细为血少,数为有热,营血大亏,冲任不固,阴虚于下,阳浮于上,欲潜其阳,必滋其阴,欲清其热,必养其血。拟胶艾四物合三甲饮,滋养阴血而潜浮阳,调摄冲任而固奇经。阿胶珠二钱,生地炭四钱,大白芍一钱五分,左牡蛎四钱,广艾炭八分,白归身二钱,丹皮炭一钱五分,炙龟板三钱,炙鳖甲三钱,贯众炭三钱,血余炭二钱,鲜藕切片,入煎,一两。(《丁甘仁医案·崩漏》)

(八) 袁焯案

案1 张星五大令(绍棠桐城人)宰昆山时,其如君年四十余,患血崩症,经医治愈,自是遂不能寐,精神疲惫,饮食不多。延予治之,左脉细小,心脉尤弱,脐左有动气勃勃,甚则上冲,心悸多汗,颈胸间尝觉筋掣,盖血舍空虚,筋无血养,而虚阳不能敛纳也。乃与阿胶鸡子黄汤合三甲复脉汤,加女贞子、枸杞子、枣仁、茯神、柏子仁等,接服五剂,诸症稍退,夜间亦稍能寐,遂接服至十五剂,病大退,饮食亦较多矣,嗣以原方加生地、熟地,制成膏剂,常服全瘳。(《丛桂草堂医案·虚寒吐利》)

案2 李姓妇年逾四旬,素患雪崩症,遇劳则发,思虑恼怒亦发,每发时,予皆以养阴止血之法奏效。壬子正月,病大剧,下血成斗,心悸头晕,奄奄一息,两脉虚弱,面色无华,盖失血过多,势将脱矣。因师魏柳洲治宋申甫室人之法,用熟地黄八钱,枸杞子五钱,阿胶四钱,枣仁四钱,潞党参三钱,作一剂煎,一日服尽。服后心悸稍定,血下亦稍缓,接服三剂而血止,复以此方加麦冬、柏子仁等作膏剂,常服而痊。(《丛桂草堂医案·血崩证》)

(九)《女科医案选粹》载医案

案1 【崩由悲哀案·张子和】一妇人,年五十余。血崩一载,金用泽兰丸、黑神散、保安丸、白薇散,补之不效。戴人曰:天癸已尽,本不当下血,盖血得热而流散,非寒也。夫女子血崩,多因大悲哭,悲哭过甚,则肺叶布,心系为之急,血不禁而下崩。《内经》曰:阴虚阳搏谓之崩。阴脉不足,阳脉有余。数则内崩,血乃下流。举世以虚损治之,莫有知其非者。可服火齐,火齐者,黄连解毒汤是也。次以香附三两,炒白芍二两,当归一两,将三味同研细末,水调下,又服槟榔丸,不旬日安。

【鸿志按】悲哀太过,则心闷急,肺布叶举,则上焦不通,热气在中,逼血大行。此意惟张氏知之,故此疾亦惟张氏能治之,神哉。

案2 【崩由胃阳下陷案·汪石山】一妇,年逾四十,形色苍紫,忽病血崩,医者或用凉血,或用止涩,俱罔效。诊之,六脉皆沉涩而缓,按之无力,乃胃病,非血病也。当用甘温之剂,健脾理胃,使胃气上腾,血循经络,则无复崩矣。遂用补中益气,多加参、芪,兼服参苓白术散,而愈。

【鸿志按】此证善后,宜服归脾汤。

案3 【暴崩属气血两虚案·陆肖愚】长兴王笠云尊堂,年四十九岁,经事已止半载,忽一日暴至不止,邀陆诊之。比至,已昏晕不省,手足厥逆,脉两手沉微如丝,急投八物汤加附子、姜炭,时余方醒。连服十剂,六昼夜方止。

数月后，崩晕又大作，医以犀角地黄汤加藕节、阿胶等投之，不止。又延陆诊，其脉仍沉弱，以附子、干姜、鹿茸，俱烧存性，同釜底墨，酒调服之，血即止。后以六味地黄丸，加四物料，约服三斤，一年不发。次年八月，又暴至，昏晕比前更久。陆在雉城，急相延。诊之，两手脉如前，仍以大剂八物汤，加附子，连进，自日晡昏晕，至黄昏未苏，皆以为必死。陆屡进诊，决其必苏，盖气血暴脱，一时补剂，未能与胃气相迎耳。笠云私延他医诊视，投以牛黄丸，陆不知，仍锉八物汤，少加姜、附，而他医适至，谓昨夜之苏，乃牛黄丸之功，公实不知也。向因屡服参附，以致血崩屡发，今人事既省，断宜以顺气行瘀，去其发病之根，岂可复蹈前辙。陆曰：昨日投大补之药，即不服牛黄丸亦苏，此等脉证，急宜续投参芪，少缓恐成不救，岂可更以他药乎？彼医怫然而去。曰：读父书而抗赵卒，天下每多此人。陆令先服煎剂，随照前制附子等味存性，午后人事更爽，食粥，晚服末药一服，夜间血少止，明日汤散并投，血竟不来。陆留前汤十帖而归，从此愈矣。

陆暗生曰：妇人血不止谓之崩。崩者，取象于山，土虚不固，然后山崩，未有土实而反崩者。人身气血相依，而生血之崩也，由气虚不能摄血，以致不归经而妄走，非峻补其气，能保其不复发乎？此等治法，人亦有知之者，第当绝而决其必生，既苏而复投以温补，皆家传之确见也。

案4 【经漏属冲任阴虚案·叶香岩】张氏妇，年四十三岁，经漏十二年，五液皆涸，冲任不用，冬令稍安，夏季病加，心动摇，腹中热，腰膝骺骨皆热，此皆枯槁日著。方书谓暴崩宜温，久崩宜清，以血去阴耗耳。用人参、生地、阿胶、天冬、人乳粉、柏子仁、茯神、枣仁、白芍、知母、蜜丸。

【鸿志按】此证心神大虚，肝阴不足，液涸津枯，恐区区滋阴养液，必难挽其沉疴。

案5 【崩属奇脉虚血滞案·叶香岩】文氏妇，年五十五岁，产育频多，冲任脉虚，天癸当止之年，有紫黑血如豚肝，暴下之后，黄水绵绵不断。三年来所服归脾益气，但调脾胃补虚，未尝齿及奇经为病。论女科冲脉即是血海，今紫黑成块，几月一下，必积贮之血，久而瘀浊，有不得不下之理，此属奇经络病，与脏腑无及。考古云久崩久带，宜清宜通，仿此为法。用柏子仁、细生地、青蒿根、淡黄芩、泽兰、樗根皮、接服斑龙丸，方用鹿角胶、鹿角霜、熟地、菟丝子、柏子仁。

【鸿志按】叶氏治女科,专究奇经,开后学法门不少。(《退思庐医书四种·女科医案选粹·崩漏门》)

三、情志异常类

(一) 程杏轩案

胡某妇脏躁,面论证治方法。长林胡某,延诊妇病,据述证经半载,外无寒热,饭食月事如常,惟时时悲泣,劝之不止,询其何故,伊不自知。延医多人,有云抑郁用逍遥散者,有云痰火用温胆汤者,药俱不效。又疑邪祟,祷无灵,咸称怪证,恳为诊治。视毕出语某曰:易治耳。立方药用甘草、小麦、大枣。某问病名,及用药方法,予曰:病名脏躁,方乃甘麦大枣汤,详载《金匮玉函》中,未见是书,不识病名,焉知治法,宜乎目为怪证也。某曰:适承指教,足见高明,但拙荆病久,诸治无功,尊方药只三味,且皆平淡。未卜果能去疾否?予曰:此仲圣祖方。神化莫测,必效无疑。服之果验。(《杏轩医案·医案续录》)

(二)《续名医类案》案

案1 孙文垣治丁耀川母,年四十四,常患胃脘痛(肝木侮胃),孀居十五年,日茹蔬素,七月因怒吐血碗许,不数日平矣。九月又怒,吐血如前,加腹痛(肝木乘脾)。次年二月(木旺之时),忽里急后重,肛门大疼(肝火后迫),小便短涩,惟点滴痛不可言(肝火前迫),腰与小腹热如汤泡(三阴火炽),日惟仰卧不能侧,侧则左胯并腿作痛,两胯原有痛,二阴之痛,前甚则后减,后甚则前减(诸痛属火),至不能坐,遇惊恐则下愈坠疼(惊则火动,火动则水伤)。经不行者两月,往行经时,腰膝必痛,下紫黑血块甚多,今又白带如注,口渴不寐,不思饮食,多怒,面与手足虚浮,喉中梗梗有痰,肌肉半消。诊之脉仅四至,两寸软弱,右关滑,左关弦,两尺涩。据脉上焦气血不足,中焦有痰,下焦气凝血滞,郁而为火。盖下焦肝肾所摄,腰胯肝之所经,二便肾之所主也。据症面与手足虚浮,则脾气甚弱,饮食不思,则胃气不充,不寐由于过于忧愁思虑,而心血不足,总为七情所伤故尔。《经》曰:二阳之病发心脾,女子得之则不月。此病近之,所幸脉不数,声音清亮,当先为开郁清热,调达肝气,保过夏令(欠通），后再峻补阴血，必戒恼怒，使血得循经乃可愈。初投当归龙荟丸，以彻下焦之热，继以四物汤、龙胆草、知、柏、柴胡、泽兰，煎吞滋肾丸，连服两日，腰与少腹之热渐退。后以香薷、石韦、龙胆、桃仁、滑石、杜仲、牛膝、甘草梢、软柴胡，煎吞滋肾丸，二阴全减。

案2 一妇人，年六十有四，久郁怒，头痛寒热。春间，乳内时痛，服流气饮之类，益甚，不时有血如经行。又因大惊恐，饮食不进，夜寐不宁。此因年高去血过多，至春无以生发肝木，血虚火燥，所以至晚阴旺则发热。《经》云：肝藏魂，魂无所附，故不能寐。先以逍遥散，加酒炒黑龙胆草一钱，山栀一钱五分，二剂肿痛顿退，又二剂而全消。再用归脾汤加炒栀、贝母，诸症悉愈。（《续名医类案》卷十）

（三）《古今医案按》案

石顽治内翰孟端士尊堂，因久不见其子，兼闻有病，遂虚火上升，自汗不止，心神恍惚，欲食不能食，欲卧不能卧，口苦小便难，溺则洒淅头晕，已及一岁，历更诸医，每用一药辄增一病，用白术则窒塞胀满，用橘皮则喘息怔忡，用远志则烦扰烘热，用木香则腹热咽干，用黄芪则迷闷不食，用枳壳则喘咳气乏，用门冬则小便不禁，用肉桂则颅胀咳逆，用补骨脂则后重燥急，用知、柏则小腹枯瘪，用芩、栀则脐下引急，用香薷则耳鸣目眩，时时欲人扶掖而走，用大黄则脐下筑筑，少腹愈觉收引，遂致畏药如蝎，惟日用人参钱许，入粥饮和服，聊藉支撑，交春虚火倍剧，火气一升，则周身大汗，神气欲脱，惟倦极少寐，则汗不出而神思稍宁，觉后少顷，火气复升，汗亦随至，较之盗汗迥殊，直至仲春，邀石顽诊之，其脉微数，而左尺与左寸倍于他部，气口按之似有似无，诊后款述从前所患，并用药转剧之由，曾遍省吴下诸名医，无一能识其为何病者。石顽曰，此本平时思虑伤脾，脾阴受困而厥阳之火，尽归于心，扰其百脉致病，病名百合。此证惟仲景《金匮要略》言之甚详，本文原云诸药不能治，所以每服一药辄增一病，惟百合地黄汤为之专药。奈病久中气亏乏逮尽，复经药误而成坏病，姑先用生脉散加百合、茯神、龙齿以安其神，稍兼萸、连以折其势，数剂稍安，即令勿药以养胃气，但令日用鲜百合煮汤服之，交秋天气下降，火气渐伏，可保无虞。迨后仲秋，端士请假归省，欣然勿药而康。后因劳心思虑，其火复有升动之意，或令服左金丸而安，嗣后稍觉火炎，即服前丸，第苦燥之性,苦先入心,兼之辛膜入肝,久服不无反从火化之虞,平治权衡之要,可不预为顾虑乎。震按:百合病载于《金匮》,原云百脉一宗,悉致其病,钱塘李珉臣归重心肺二经,以心主血脉,肺朝百脉也,此言与百合地黄汤恰合。今观孟夫人案,实由思子郁结,病在心肝,大半似百合病形,石顽遂附会之耳,然不用《金匮》成方,可云老手,若曰饮百合汤,何关得失耶。(《古今医案按·百合病》)

(四)袁焯案

孟姓妇,年逾四旬,素患白带,庚戌秋间卧病,服药不效,遂延予治。病者烦躁不安,彻夜不寐,稍进汤饮,则呕吐不已,脐左有动气,白带频流,自觉烧热异常,扪其身凉如平人,脉亦弦小不数,舌红赤光,毫无苔垢。问其家人,病者性情素躁,且已产育十二胎,盖血液亏竭,阳热偏胜,加以所服药饵,皆辛散苦寒之品,以致胃气益虚,胃液益竭,而神不守舍也,乃与黄连阿胶汤,加沙参、麦冬、熟地、枣仁、茯神、牡蛎、龙齿、珍珠母、朱砂块、磁石、蒌仁等药,芩、连只用数分,熟地、阿胶等则用三钱,以鸡子黄一枚,生搅冲服。一剂烦躁定,能安睡。二剂后眠食俱安,但精神疲惫,遂以前方去芩、连,加苁蓉、枸杞,填补精血,接服数日而痊。(《丛桂草堂医案·血亏兼津气欲竭之白带频流证》)

四、发热汗出类

(一)王纶案

一妇人,素勤苦,冬初咳嗽,吐痰,发热,久而吐血,盗汗,经水两月或三月一至,遍身作痛,或用清热化痰等药,口噤,筋挛。余用加减八味丸及补中益气加麦门、五味、山药治之,年余而痊。(《明医杂著·劳瘵》)

(二)袁焯案

赵姓妇年近四旬,禀质素弱,春间患怔忡不寐,自服人乳二十日始愈。夏间复病,每日午后发热,身困胸闷作恶,不思饮食,泄泻,自用元参、麦冬、山栀、桔梗、薄荷、甘草等药,热愈甚。延予诊治,右脉弦数,舌苔白腻,小便热,予谓此湿温病,最忌滋腻之药,虽体质素衰,亦免,不宜用补药,当先治病,特方法宜和平，而不可用重剂耳。遂拟方用黄芩一钱五分，苡仁、滑石、青蒿各三钱，佩兰一钱，蔻仁、通草各六分，橘皮五分。接服两剂，热退泻减，但胸次作痛，怔忡复作，手麻不寐，脉转缓小，咳嗽，舌尖红，中苔薄腻。遂改用蔻仁六分，木香、佛手各八分，枣仁、柏子仁、茯神、茯苓各三钱，佩兰一钱，枇杷叶一片，两剂诸恙全退，能进饮食矣。（《丛桂草堂医案·湿温病》）

（三）张乃修案

案1 顾右。心悸，肢节作痛，皮寒骨热，脉象细弦。营血亏损，遂致营卫失和，营血不能濡养经络。宜养血和营。

全当归三钱，炙黑草五分，柏子霜三钱，甘杞子三钱，龙眼肉五枚，白芍（酒炒）二钱，阿胶珠二钱，茯神三钱，枣仁二钱（炒），大南枣四枚。

二诊 心悸稍定，胃纳如常。的是营血不足，心阳虚不能下降。效方扩充。

大生地四钱，辰麦冬三钱，枣仁二钱（炒），白归身一钱五分，阿胶二钱，白芍（酒炒）一钱五分，辰茯神三钱，柏子霜三钱，龙眼肉四枚，天王补心丹三钱（清晨先服）。

又膏方 营阴亏损，营血不足，不克与卫俱行，遂致营卫不和，皮寒骨热。血不养经，则肢节作痛。血不养肝，风阳上旋，则头痛、耳鸣、心悸。滋水以涵肝木，育阴而和营血，一定之理。

大生地六两，池菊花一两，杭白芍（酒炒）三两，柏子仁二两，川断二两，大熟地四两，白归身（酒炒）三两，厚杜仲三两，奎党参四两，茯神二两，西洋参一两，女贞子（酒蒸）二两，天麦冬（辰砂拌）各一两五钱，黑豆衣二两，白薇二两（炒），生熟甘草各五钱，肥玉竹二两，泽泻一两，杞子二两，怀牛膝（酒炒）三两，青蒿一两五钱，枣仁二两，炒於术（乳蒸）一两，炒萸肉一两，炒木瓜一两，石决明四两，阿胶三两，龟胶二两，鹿胶一两。溶化收膏。（《张聿青医案·虚损》）

案2 康右。木郁生火，肝火散越，内热日久不退，咽中热冲，头目昏晕。脉弦大而数，舌红无苔，满布裂纹。肝火灼烁，阴津日耗，水源有必尽之势。草木无情，恐难回情志之病。拟黄连阿胶汤以救厥少二阴之阴，而泻厥少二阴之火。

清阿胶(溶化,冲)二钱,川连五分(鸡子黄拌炒),生白芍三钱,地骨皮二钱,大生地五钱,丹皮二钱,女贞子三钱(酒蒸),川石斛四钱,萱花三钱。

二诊 内热稍轻,而咽喉胸膈仍觉干燥难忍。舌红无苔,裂纹满布。心火劫烁,阴津消耗。惟有涵育阴津,为抵御之计。

大生地四钱,阿胶三钱,煨石膏三钱,石决明五钱,黑豆衣三钱,大麦冬三钱,花粉二钱,炒知母二钱,双钩三钱。

三诊 内热大减,而仍头目昏晕,舌燥咽干。气火内烁,阴津消耗。再和阴泄热。

大生地五钱,生甘草五分,粉丹皮二钱,阿胶三钱,大麦冬三钱,生白芍三钱,地骨皮二钱,钩钩三钱,石决明五钱,川雅连三分(鸡子黄拌炒)。

四诊 咽喉胸膈燥痛稍减,神情稍振。然仍口渴无津,厥少二阴之火,劫烁胃阴。再救阴泄热。

西洋参二钱,青盐半夏一钱五分,生甘草五分,花粉二钱,大麦冬三钱,煨石膏五钱,黑豆衣三钱,池菊一钱五分,川石斛四钱,女贞子三钱(酒蒸)。

五诊 咽喉胸膈燥痛大减。然耳窍闭塞,眼目昏花,大便不行。少阳郁勃之火,上升不靖。甘养之中,再参清泄。

西洋参一钱五分,花粉二钱,丹皮二钱,黑山栀三钱,黑豆衣三钱,大麦冬三钱,桑叶一钱五分,池菊二钱,更衣丸一钱(开水先送下)。

六诊 胸膈燥痛递减。目昏耳闭,还是郁勃之升。再泄少阳而和胃阴。

西洋参,麦冬,黑山栀,黑豆衣,桑叶,南花粉,淡芩,川石斛,池菊花,丹皮。

七诊 肝木偏亢,上升则为风为火,下行则为郁为气,所以舌红俱淡,燥渴俱减,而胀满气逆也。疏其有余之气,养其不足之阴。

川楝子二钱,沉香二分(乳汁磨冲),白芍三钱,川石斛三钱,大天冬三钱,香附蜜(水炒)二钱,干橘叶一钱五分,煨磁石三钱,阿胶珠二钱。(《张聿青医案·肝火肝阳》)

五、不寐类

(一)张乃修案

案1 杨媪心悸跳荡,时为不寐,偏左头痛,腰股作酸,脉弦尺涩。阳升不熄。拟息肝宁神。

朱茯神三钱,煅龙齿三钱,酒炒杭白芍一钱五分,黑豆衣三钱,炒枣仁二钱,夜交藤三钱,柏子霜三钱,滁菊花三钱,天王补心丹三钱(先服,另五钱包煎)。(《张聿青医案·惊悸》)

案2 右。潜阳宁神,轰热盗汗犹然不退,手指带肿,口燥欲饮。适在经前,乳房作痛。脉数而弦。阳气不收,再育阴泻火固表。

生於术、柏子仁、煅牡蛎、麻黄根四分,法半夏、炙五味、炒枣仁、北沙参、浮小麦一两。

煎汤代水。(《张聿青医案·不寐》)

(二)王世雄案

钱塘姚欧亭大令宰崇明,其夫人自上年九月以来,夜不成寐,金以为神虚也。补药频投,渐不起榻,头重如覆,善悸便难,肢汗而心内如焚,多言,溺畅畏烦,而腹中时胀,遍治无功。其西席张君心锄,屡信专丁邀诊,余不获辞,初夏乘桴往视。左寸关弦大而数,右稍和而兼滑,口不作渴,舌尖独红。乃忧思谋虑扰动心肝之阳,而中挟痰饮,火郁不宣。温补更助风阳,滋腻尤增痰滞。至鹿茸为透生巅顶之物,用于此证,犹舟行逆风而扯满其帆也;明粉为芒硝所炼,投以通便,是认为阳明之实秘也,今胀能安谷,显非府实,不过胃降无权,肝无疏泄,乃无形之气秘耳。遂以参、连、旋、枳、半、芍、蛤、茹、郁李、麻仁、凫茈、海蜇,两服即寐,且觉口苦溺热。余曰:此火郁外泄之征也。去蛤壳,加栀子,便行胀减,脉亦渐柔;再去麻、郁、雪羹,加石英、柏子仁、茯苓、橘皮、小麦、莲子心、红枣核,三剂各恙皆安;去石英、栀子,加冬虫夏草、鳖甲为善后。余即挂帆归矣。然不能静摄,季夏渐又少眠,复遣丁谆请,余畏热不行,命门人张笏山茂才往诊,遵前法而治,遂以告愈。(《归砚录》卷四)

(三)《顾松园医镜》载案

一妇患阴虚火症,彻夜不眠者两月,饮食俱废,形体日消,皆谓不治。仲淳诊视,许以可救。盖此病虽属虚,幸脏腑无损,心经虽有火,不至灼肺。况久病脉调,身不发热,岂有他虞。多服补阴收敛之剂,自然水升火降而愈。用生脉散加茯苓、枣仁、远志、当归、生地大剂投之。因虚甚气怯，佐以琥珀、辰砂、金、银器之类，约百余剂而瘳。(《顾松园医镜》卷十二)

六、痿证、痹证类

张乃修案

案 1 经右。遍体经络作痛，头旋掉眩，鼻流清涕，脉细弦而数，时辄不寐。血虚肝风袭入络隧，热气上冲，逼液为涕。拟养血荣经。

全当归二钱，柏子霜三钱，苍耳子三钱，阿胶珠三钱，大天冬三钱，粉前胡一钱五分，生熟甘草各二分，滁菊花二钱，川贝母二钱，酒炒杭白芍一钱五分。

二诊 节骱仍然作痛，头旋掉眩，少寐多涕，频渴欲饮，脉象细弦。皆由营血不足，肝风袭入经络。拟养血化风。

酒炒全当归二钱，苍耳子三钱，酒炒杭白芍一钱五分，酒炒桑寄生三钱，木防己一钱五分，左秦艽一钱五分，海风藤二钱，阿胶珠二钱，辛夷一钱五分，酒炒丝瓜络二钱。

三诊 节骱作痛，痛有休止，音声有时雌喑，口渴欲饮。血虚不能营养经络，胆火上逆，气热肺燥。宜泄胆木而清气养津，益营血而祛风宣络。

酒炒全当归二钱，秦艽一钱五分，麦冬三钱，酒炒白芍一钱五分，生扁豆衣三钱，甘杞子三钱，独活一钱，丹皮二钱，炒木瓜一钱五分，桑寄生三钱，桑叶一钱。

四诊 脉弦稍柔，经络掣痛较退。再养血宣络。

酒炒全当归二钱，杞子三钱，川贝二钱，柏子霜三钱，酒炒桑寄生三钱，橘络一钱，冬瓜子三钱，金石斛三钱，酒炒丝瓜络二钱，枇杷叶四片，炒木瓜一钱五分。

案 2 王右。营血久亏，血不养经，手足经络作痛，脉弦头晕。养血息风为治。

酒炒白归身二钱，酒炒杭白芍一钱五分，滁菊花一钱五分，酒炒木防己一钱，肥玉竹三钱，独活七分，干苁蓉一钱五分，酒炒桑寄生三钱，秦艽一钱五分。(《张聿青医案·风痹》)

第二节　近现代名医医案

一、张锡纯案

案1　祝某。阴精下亏,水不济火,心烦意乱,健忘多虑,神不安舍,夜不安寐,悲伤欲哭,莫能自主,月事已无定期,阻则症情尤甚,缘昔年数次殒胎而堕,精血已伤,又多忧易怒,相火偏亢,心乃致病之标,肾为受病之本,当心肾交通,坎离相济,更宜舒心达意,以助药力。处方:

细生地12g,小川连2g,苍龙齿12g,茯苓12g,淡远志4.5g,天冬9g,麦冬9g,五味子3g,淮小麦30g,柏子仁9g,九节菖蒲4.5g。

案2　杜某年逾六七,经事已乱,时多时少,乍行乍断,头痛难寐,烘热阵汗。脉沉而细,舌红且干。病由育胎乳众,三次崩漏,精血为之亏损,肾精渐次匮乏,阴气衰少,龙之火升,致肾失封藏,阳虚最易浮越。治当壮水益精,以制阳光。处方:

大生地12g,女贞子9g,天冬9g,麦冬9g,滁菊花6g,炒丹皮6g,煅龙骨15g,煅牡蛎15g,炙龟甲9g,炒牛膝(炒炭)9g,焦知母6g,焦黄柏6g,羚羊粉(吞服)0.3g。(《张锡纯医案》)

二、丁甘仁案

案1　宋右。恙由抑郁起见,情志不适,气阻血瘀,土受木克,胃乏生化,无血以下注冲任,经闭一载,纳少形瘦,临晚寒热,咳嗽痰沫甚多。脉象左虚弦,右濡涩。《经》所谓二阳之病发心脾,有不得隐曲,女子不月,其传为风消,再传为息贲,若加气促,则不治矣。姑拟逍遥合归脾、大黄䗪虫丸,复方图治。

全当归三钱,大白芍二钱,银柴胡一钱,炒潞党二钱,米炒于术一钱五分,清炙草五分,炙远志一钱,紫丹参二钱,茺蔚子三钱,川贝母二钱,甜光杏三钱,北秫米(包),三钱。大黄䗪虫丸一钱,每日吞服,以经通为度。

复诊　临晚寒热,虽则轻减,而咳嗽依然,经闭纳少。舌光无苔,脉左弦右涩。此血室干枯,木火刑金,脾胃生化无权。还须怡情适怀,以助药力。今拟培土生金,养血通经,然亦非旦夕所能图功者也。

蛤粉炒阿胶二钱,茯神三钱,怀山药三钱,川贝二钱,甜光杏三钱,紫丹参二钱,芫蔚子三钱,全当归三钱,怀牛膝二钱,广豮绒六分,西藏红花八分,北秫米(包)三钱,大黄䗪虫丸(吞服)一钱。(《丁甘仁医案·内伤杂病》)

　　案2 丁右。血生于心,藏于肝,统于脾。肝脾两亏,藏统失司,崩漏已久。迩来面浮足肿,纳少便溏。脉细,舌绛。此阴液已伤,冲任之脉失固,脾胃薄弱,水谷之湿不化。人以胃气为本,阴损及阳,中土败坏,虚象迭见,已入险途。姑拟益气生阴,扶土运中,以冀阳生阴长,得谷则昌为幸。

　　炒潞党参二钱,炙甘草五分,连皮苓四钱,生熟谷芽各三钱,米炒於术一钱五分,扁豆衣三钱,陈广皮一钱,炒怀山药三钱,干荷叶一角,炒苡仁四钱,炒补骨脂一钱五分。

　　案3 罗右。崩漏不止,形瘦头眩,投归脾汤不效。按脉细数,细为血少,数为有热,营血大亏,冲任不固,阴虚于下,阳浮于上,欲潜其阳,必滋其阴,欲清其热,必养其血。拟胶艾四物合三甲饮,滋养阴血而潜浮阳,调摄冲任而固奇经。

　　阿胶珠二钱,生地炭四钱,大白芍一钱五分,左牡蛎四钱,广艾炭八分,白归身二钱,丹皮炭一钱五分,炙龟板三钱,炙鳖甲三钱,贯众炭三钱,血余炭二钱,鲜藕(切片,入煎)一两。

　　案4 李右。肝脾两亏,藏血统血两脏失司,经漏如崩,面色萎黄。按脉细小,腰骨酸楚。腰为肾腑,肾主骨,肾虚故腰痛而骨酸。兹先从心脾二经调治,拟归脾汤加味,俾得中气充足,方能引血归经。

　　潞党参三钱,清炙草五分,远志肉一钱,厚杜仲(盐水炒)二钱,红七枣两枚,炙黄芪三钱,抱茯神三钱,白归身二钱,川断肉二钱,桂圆肉二钱,甜冬术一钱五分,炒枣仁三钱,大白芍一钱五分,阿胶珠二钱,藕节炭两枚。

　　案5 钱右。冲任亏损,不能藏血,经漏三月,甚则有似崩之状。腰酸骨楚,舌淡黄,脉细涩,心悸头眩,血去阴伤,厥阳易于升腾。昔人云:暴崩宜补宜摄,久漏宜清宜通,因未尽之宿瘀留恋冲任,新血不得归经也。今拟胶艾四物汤,调摄冲任,祛瘀生新。

　　阿胶珠二钱,朱茯神三钱,大白芍二钱,紫丹参二钱,广艾叶八分,生地炭四钱,大砂仁(研)八分,百草霜(包)一钱,白归身二钱,炮姜炭四分,炒谷麦芽各三钱。(《丁甘仁医案·崩漏》)

案6 程右。郁怒伤肝,肝胆之火内炽,痰湿中阻,胃失降和,懊恼少寐,胸痹不舒。拟温胆汤加减。

法半夏二钱,朱茯神三钱,珍珠母三钱,黑山栀一钱五分,北秫米(包)三钱,远志肉一钱,青龙齿三钱,川贝母二钱,炒枣仁三钱,生白芍二钱,鲜竹茹一钱五分,枳实一钱(同捣),广郁金一钱五分,合欢花一钱五分,夜交藤三钱。(《丁甘仁医案·不寐》)

案7 孙右。肝之积,名为肥气。肝气横逆,有升无降,胁部作痛,按之有块,泛泛作恶,头内眩晕,纳食衰少,多愁善郁。症属七情,非易图治,若能怡情悦性,更以药石扶助,或可消散于无形。

软柴胡五分,金铃子一钱五分,制香附一钱五分,全当归二钱,延胡索五分,春砂壳八分,炒白芍三钱,细青皮八分,广木香五分,失笑散(包煎)一钱五分。

二诊 泛泛作恶略止,胁部气块亦觉略消。头内眩晕,纳食衰少,肝气横逆,上升则呕恶,下郁则痞块作痛。再与平肝理气,和胃畅中。

金铃子一钱五分,制香附一钱五分,仙半夏一钱五分,延胡索五分,春砂壳五分,陈广皮一钱五分,炒白芍一钱五分,大腹皮三钱,制小朴八分,失笑散(包煎)一钱五分。(《丁甘仁医案·癥瘕》)

三、范文甫案

案1 **初诊** 陈师母。苦血崩,量多色淡,面色无华,舌淡脉细,尺脉尤甚。

厚附子9g,西党参30g,生冬术12g,姜炭6g,炙甘草9g,真阿胶9g,黄芪9g。

二诊 厚附子9g,西党参30g,生冬术12g,姜炭9g,炙甘草9g,真阿胶9g,桑叶9g。

三诊 血崩已止,气血两亏。

厚附子9g,归身9g,茯苓9g,党参30g,川芎6g,炙甘草3g,炒冬术12g,黄芪30g,真阿胶9g。

【按】 本案血崩,症见量多色淡,舌淡脉细,尺脉尤甚,乃是命门火衰,封藏不固,冲任失摄所致。故用温肾益气止血之法。古人云,治血崩有三法:

塞流、澄源、复旧。附子理中汤治疗脾肾阳虚血崩，即是求因澄源；加阿胶以止血，亦即塞流。俟血崩止后用气血双补法，乃复旧而固本也。

案2 郁师母。月事不行三月，胸闷而善叹息，心悸不寐，入寐则梦，病来如神灵所作，脉弦涩，皆是血府有瘀所致。作虚证治，则误矣。

当归9g，生地12g，桃仁9g，红花9g，甘草3g，枳壳6g，赤芍9g，柴胡9g，牛膝9g，川芎6g。（《范文甫专辑》）

四、赵文魁案

赵文魁治一46岁褚姓妇。癸事淋漓不止，发已半载有余，面色萎黄，指爪无华，左寸关细小且滑，按之弦而急躁，右脉弦小略数，舌红口干，心烦，夜不安寐。全是失血过多，冲任失和，肝气横逆，厥阴失和。养血育阴以治其本，升和疏化，少佐止红。辛辣宜忌，切不可恼怒动气，防其成崩。

醋柴胡一钱，醋升麻一钱，当归二钱，白芍四钱，细生地四钱，清阿胶三钱（烊化），黄芩二钱半，生牡蛎四钱。

【按】 患者癸事淋漓不止，病延半年有余，失血过多，阴亏血少，冲任不固，血不上荣则面色萎黄。肝藏血，司血海，冲脉附于肝肾，失血过多，血海空虚则肝血亦虚。肝血为魂之所寄，肝血虚则无以制肝阳。肝阳上亢，魂不守舍，而见心烦，夜寐不安。肝阳上亢，肝气横逆，又可扰动气机，使血不循常道而外溢，加重出血。肝主筋，其华在爪，肝血不足则爪指无华。左寸关脉细小而滑，说明心肝阴血不足而有热；按之弦而急躁，说明肝阳偏亢。右脉弦小略数，舌红口干，均为血虚阳旺之征。综观本案，以阴亏血少、冲任不和为本，以肝阳偏亢、厥阴失调为标。治当养血育阴、调理冲任以治其本，抑肝潜阳、升和止血以治其标。方中当归甘辛而温，补血和血，调经止痛。白芍甘苦酸而气寒，入厥阴肝经，味酸则能柔肝止痛、敛阴止血，味苦则能降泻、平抑肝火，味甘则补血养阴，故崩中漏下、心烦不寐、月经不调等症，白芍为必用之品。阿胶甘平，为血肉有情之物，能补血养阴而润燥，且因胶质黏腻，能凝固血络，故又善于止血。生地甘苦且寒，能滋阴养血、清热凉血止血。柴胡辛苦且微寒，性升散而疏泄，"为肝之所喜"，疏肝解郁以防肝气横逆。柴胡与白芍相配，柴胡理肝之用，白芍补肝之体，一散一敛，一补一泻，刚柔相济，以复肝木曲直升降和条达之性。冲任不固，血液下泄日久，清阳亦随之下陷，出血愈发

第五章 历代医案

095

难止，故用升麻配柴胡，升阳举陷，又可清热解毒，流通气机，且能防止生地、阿胶等滋腻碍胃；醋制者，既能引药入肝，又可防其升散太过。生牡蛎咸涩而微寒，育阴潜阳以平肝气之横逆，收敛固涩以止血液之淋漓。诸药合用，使阴血充足，肝气条达，冲任调和，则漏下难疾可望向愈。辛辣之品可以动火助热，恼怒恚恨可使肝气逆乱、肝阳鸱张，均可使气血运行逆乱，迫血妄行，恐有成崩之虞，慎之戒之！（《赵文魁医案选·宫廷外部脉案》）

五、周小农案

蒋大妻，住胡埭，四十余岁。

素多气恼，以夫有外遇也。旧曾血崩。戊寅三月四日诊，经停二月方通，滞而不爽。自服黄糖烧酒，崩血不止，防其下脱。

潞党参一两，山萸肉一两，生于术三钱，当归头（醋炒）三钱，炒枣仁四钱，生地炭四钱，地榆炭三钱，茜草炭四钱，醋炒五灵脂四钱，鳔胶三钱，川断五钱，狗脊五钱，丝吐灰四钱，蒲黄炭二钱，制香附二钱。

至九日复诊：述知大崩时药尚未进，冷汗晕脱，险甚。药中自加芪、仲，崩渐减。又变便溏，肢寒，仍欲晕跌，腹痛未止。脉虚，舌淡白，口苦。兹又阳虚欲脱，中兼肝气凤咳，再为补救。

生於术五钱，炮黑姜三分，熟附片钱半，山萸肉一两，川断五钱，生鹿角四钱，炒枣仁四钱，五味子二钱，款冬花四钱，龟板一两，制香附三钱，百草霜五钱，煨木香钱半，乌梅炭二钱，罂粟壳一两。

服二剂即泻止，而漏血未楚，自服芪、参、仲、膝等。至四月二日又大崩，服参六元不止，来诊。仍投效方出入，并嘱制丸方常服。（《周小农医案·崩漏案》）

六、叶熙春案

王女，四十一岁。十一月。杭州。

生育过多，又复流产，阴血耗伤，冲任攸亏，经来愆期，色淡量少，平时带淋甚多，头晕目眩，心悸寐劣，腰酸足软，不耐步履之劳。旧冬服膏滋方后，今春以来，诸恙悉减，经水已能按期，惟量不多。近因劳累，腰酸复甚，头晕乏力，脉细，苔薄白。冬令调补，当予滋阴养血，填补肝肾，使肾气充沛，冲任得养,诸症自可向愈。

炙当归120 g,制川断120 g,制女贞子90 g,炙甘菊45 g,炒香玉竹90 g,炙川芎45 g,草决明60 g,米炒怀山药90 g,炒丹参120 g,鸡血藤120 g,天麻45 g,米炒上潞参180 g,生地黄180 g,秦艽60 g,川郁金45 g(打),米炒白术90 g,大熟地180 g,千年健90 g,炙青皮45 g,潼蒺藜90 g,制首乌90 g,煨狗脊150 g,夏枯草60 g,炒杜仲90 g,炒白芍60 g,炙甘草45 g,炙陈皮90 g,龙眼肉、红枣、白果肉各120 g,阿胶180 g,霞天胶120 g(另炖烊,收膏入),冰糖500 g(收膏入)。(《叶熙春专辑·膏方》)

七、钱伯煊案

张某,女,41岁,已婚。

初诊(1976年5月20日) 1972年10月因子宫内膜异位症,行子宫全摘术,并将左侧卵巢切除。术后经常虚汗淋沥,手足水肿,心跳失眠,悲伤欲哭,周期性发作,每在月中,心烦懊恼,到处乱跑,烘热阵作,胸闷泛恶,纳少糜差,右胁胀痛,二便频数,舌苔薄黄腻,脉象沉细。病由心肾两虚,肝胃不和,治以益心肾,和肝胃。处方:

甘草6 g,淮小麦15 g,大枣6枚,茯苓12 g,合欢皮12 g,麦冬9 g,橘皮6 g,扁豆9 g,制香附6 g,川断12 g。

9剂。

二诊(1976年6月10日) 服上方9剂,诸恙均见好转,睡眠亦较前安宁,二便正常,舌苔淡黄腻,脉象沉细,治以健脾、宁心、疏肝。处方:

党参12 g,茯苓12 g,甘草6 g,淮小麦15 g,大枣6枚,麦冬9 g,旋覆花6 g(包),橘皮6 g,莲肉12 g,竹茹9 g。

9剂。

三诊(1976年7月1日) 服药后,诸恙均见改善,上月中旬患病时,仅感心烦胸闷,已不乱走,目前症状,头晕头痛,面浮肢肿,右胁作胀,口渴喜饮,大便偏稀,日一至二次,两腿酸痛,舌苔薄白、边有齿痕,脉象细软,治以健脾宁心、疏肝益肾。处方:

甘草6 g,淮小麦15 g,大枣6枚,党参12 g,茯苓12 g,山药12 g,橘皮6 g,木香6 g,白芍9 g,川断9 g。

9剂。

【按】此例属于现代医学围绝经期证候群范畴,患者由于手术之后,阴气受伤,阳气偏亢,根据症状,心悸失眠,烘热自汗,神志不宁,悲伤欲哭,四肢浮肿,二便增多,分析以上病情,从中医理论来说,阴虚则阳亢,故心悸烘热,汗为心液,心阳亢则自汗出,心藏神,心营虚则神不宁,而悲伤欲哭,脾主四肢,脾弱则四肢浮肿,肾司二便,肾虚故二便增多,病在心、脾、肝、肾四经,且有脏躁现象,故治法根据《金匮要略》治脏躁方法,采用甘麦大枣汤加味,治疗将及3个月,诸恙渐见向愈。(《钱伯煊妇科医案·妇科杂病》)

八、王渭川案

杨某,女,49岁。

症状:患者近更年之期,暑月行经时,卧风处,突然大量崩下,数日不减,黑污成块。嗅觉失灵,不辨香臭。食欲极差,思热饮,体力委顿。自觉腹中如有物下坠,遍体疼痛。脉弦大而芤,独左寸显有滑象。舌质淡,苔薄白。辨证:风入脑门,冲任失固。治法:疏风降逆,通厥络,调冲任。处方:

钩藤9g,青蒿穗9g,制旋覆花9g,炒川楝9g,血余炭9g,苍耳子9g,辛夷花9g,香薷1.5g,枸杞24g,何首乌24g,蒲公英24g,女贞子24g,墨旱莲24g,秦艽6g,琥珀末6g,仙鹤草60g,茺蔚子15g。

疗效:上方连服6剂后复诊,血已显著减少,身痛止,食欲略振,体力渐复。尚感眩晕气紧,呕逆,服食均瘥,脉弦缓,苔白。仍守前方疏风降逆之法,略予变更如下:刺蒺藜18g,钩藤9g,炒川楝9g,制旋覆花9g,阿胶珠9g,鸡内金9g,夜交藤60g,生白芍12g,仙鹤草24g,广藿香6g。上方每日1剂,连服10日痊愈。(《中医当代妇科八大家·王渭川》)

九、王慎轩案

案1 老妇经漏治验。东白塔子巷张姓妇人,年逾五旬,经事淋沥,时或如带如浊,时或色紫色红,臭秽不堪,久而不止。前医投以补涩之药,或暂止而由漏,或不止而反甚。嗣闻邻妇亦患经漏,曾由余治而愈,乃来求余诊治。诊得脉象弦滑,望得舌苔黄腻,知系湿热蕴于子宫,内膜炎腐所致,用苦参、黄柏、黄芩、黄连、贯众、苡仁、泽泻、乌贼、茜草、侧柏、白薇、藕节等药,一服即

效,三服即愈。(《女科医学实验录·第一集》)

案2 老弱崩漏治验。闻邱坊巷东吴铁机厂顾贻嘉先生之母,年逾知命,经事未止,偶因操劳过度,以致忽患崩漏。延医服药,或轻或剧,久而不愈,甚至头晕力乏,不能起床,心悸肉瞤,不能安寐,遍体酸楚,腹中疞痛。医者犹以为痛无补法,专用活血止血之药,殊不知此系虚痛,非实痛也。《金匮》治产后腹中疞痛,用当归生姜羊肉汤,与此病虽不同,理则无异。观其头晕不起床,心悸不得寐,岂非虚怯之明证乎?遂用《金匮》胶艾汤加味。服后即觉腹痛渐减,崩漏渐止。嗣因其女初次归宁,复伤劳倦,又患漏下,再与前方加减而愈。余治崩漏之症,必遵《内经》治病求本之训,虚则补之,实则攻之,寒则温之,热则凉之,不拘成见,不专固涩,随证施治,往往效如桴鼓。喻嘉言谓,治病必先识证,诚非虚语也。

老妇类中治验。同道唐慰氏君之令岳母,年逾知命,屡患崩漏,崩后失于调养,反加烦劳,以致头目眩冒,卧寐减少,犹不自知静养,因而诸恙丛生。食则胸闷泛恶,卧则心悸不寐,臂酸骨楚,筋惕肉瞤,甚至神识昏瞀,言语错乱。举家惶急,来邀余诊。诊其脉象弦细,至数模糊,知系崩漏之后,荣阴大亏,神经失于灵动,心血大虚,神明无以自主,加以烦劳过度,肝阳夹痰上扰,已成类中,非轻恙也。姑用龙骨、牡蛎、磁石、决明以镇之,朱砂、茯神、枣仁、秫米以安之,佐入天麻、半夏等化痰之品,并令另服琥珀多寐丸。一剂神识稍清,再剂诸恙均减。三诊加入当归、白芍、杞子等养血柔肝之药,服后病势大减,惟精神不振,健忘嗜卧。乃再与人参、沙苑、菟丝、杜仲、巴戟、杞子等补肾益气之品,以助精神之恢复。盖神经之根本在于肾命,神经之作用在乎阳气。补肾益气,即所以补精神也。服后果觉神经渐复,而渐愈矣。(《女科医学实验录·第二集》)

十、黄文东案

案1 肖某,女,50岁,职工。

初诊(1965年11月15日) 头晕心跳,夜寐不安,筋惕肉瞤,右侧胁背及下肢痿痛,纳少,神疲,口干不欲饮,大便干结,月经未绝,行期无定。舌质红,脉小弦。阴血亏耗,肝郁气滞,肝阳上升,冲任不调。治以平肝潜阳,疏肝理气(血压180/98 mmHg)。

石决明四钱,白蒺藜三钱,杭菊三钱,赤芍四钱,杜仲四钱,制香附三钱,青皮、陈皮各一钱半,茺蔚子二钱,夏枯草三钱。

2剂。

二诊(1965年11月18日) 头晕心跳如前,夜寐已安。舌质红,脉小弦。仍守原法。

石决明四钱,磁石五钱,牡蛎五钱,杭菊三钱,白蒺藜三钱,赤芍五钱,杜仲四钱,川黄柏二钱,决明子三钱。

3剂。

三诊(1965年11月21日) 头晕已减,夜寐亦安,精神较振,但右少腹觉痛。

前方去石决明,加制香附三钱。

【按】本例西医诊断为"围绝经期高血压",中医属"眩晕"范畴,为妇女绝经前后的常见病。除平肝潜阳外,并选用香附、茺蔚子,以理气解郁调经。

(《黄文东医案·眩晕七例》)

案2 李某,女,48岁,工人。

初诊(1975年5月17日) 近年来,头痛持续不已,剧痛时引起泛恶,情绪抑郁不乐,急躁易怒,多疑,精神恍惚,耳中时闻语言声,听后更增烦闷,有时悲伤欲哭,睡眠甚差,恶梦引起惊恐,耳鸣头昏,腰酸,白带甚多,神疲乏力,面色无华。舌苔薄腻,脉细数。长期服镇静剂,效果不显。以上诸症,由于思虑忧愁过度,耗伤心气,兼有肝郁气滞,风阳上扰所引起。治拟养心安神,疏肝解郁。处方:

炙甘草三钱,淮小麦一两,大枣五枚,郁金三钱,石菖蒲三钱,陈胆星三钱,铁落二两(先煎),夜交藤一两,蝎蜈片大片(分2次吞服)。

7剂。

二诊(1975年5月24日) 月经来潮,情绪急躁,头痛较以往经期减轻,其余症状基本如前,耳中语声已少。日前小便频急而痛,尿常规白细胞满视野,曾服呋喃妥因药片,胃中不舒,现已停服。

再从原方加减。原方去大枣、菖蒲,加黄芩四钱、知母四钱,7剂。

三诊(1975年5月31日) 近日上午头痛已除,下午头痛较减,睡眠已有进步,中午亦能入睡片刻,烦躁已少,耳中仍有语言声,尿频减少。再守原意。

炙甘草三钱,淮小麦一两,大枣五枚,郁金三钱,丹参三钱,知母五钱,铁落二两(先煎),夜交藤一两,蝎蜈片六片(分2次吞服)。

7剂。

四诊(1975年6月7日) 上午头痛未发,下午仅有轻微疼痛,近日月经来潮,亦未见大发作。晚上安睡,午睡可达1h,耳中人语声续减。舌苔薄腻,脉细不数(82次/min)。再守原意。

炙甘草三钱,淮小麦一两,大枣五枚,石菖蒲三钱,郁金三钱,铁落二两(先煎),丹参三钱,夜交藤一两。

7剂。另都梁片(白芷研粉制成药片,每片一分)100片,每日3次,每次5片,吞服。

五诊(1975年6月14日) 睡眠较好,但有梦,有时感乏力,疲劳则觉疼痛,程度较轻,面白少华。脉细,舌质红。再守原法。

前方去菖蒲,加白芍三钱,7剂。

六诊(1975年6月21日) 1周来仅昨日头痛小发,睡安,日夜可睡9h以上,心烦及梦均减,有时精神欠佳。平时已无耳语,但在安静时偶有出现,情绪开朗。脉细,苔薄腻。再予前法加入补益气血之品。

炙甘草三钱,淮小麦一两,大枣五枚,党参三钱,白术三钱,白芍三钱,炙远志一钱半,丹参三钱。

7剂。

【按】本例以头痛、失眠、忧郁、悲哭、恍惚、多疑、幻听等为主要症状,外院诊断为"精神分裂症",长期服镇静剂,未获效果,遂由甬来沪治疗。根据辨证分析,属"脏躁""郁证"范畴。患者情志抑郁,思虑过度,以致心气亏耗,脏阴不足。《金匮要略》说:"妇人脏躁,喜悲伤欲哭,象如神灵所作,数欠伸,甘麦大枣汤主之。"即指此症。所谓"象如神灵所作",非真有"神灵",说明患者可以出现各种幻觉,如本例出现耳中闻人语声之类。故用小麦以养心气,甘草、大枣甘以缓急;夜交藤、胆南星、石菖蒲、郁金以安神宣窍解郁,铁落、蝎蜈以平肝息风止痛。二诊时出现尿路感染症状,故加黄芩、知母以清化湿热,治疗后头痛由剧痛减为微痛,由全日持续痛减为数日仅有一次小痛;睡眠渐见好转,且能午睡;各症明显减轻或已消失。治疗一月余,缠绵已久之症日见向愈,故情绪亦由忧郁而渐趋开朗。(《黄文东医案·郁证》)

十一、韩百灵案

案 1 李某,女,47 岁,干部。

初诊(1979 年 10 月 3 日) 2 年来月经常先期而至,血压偏高,时感头晕目眩,颈面烘热,胸闷气短,烦躁易怒,不能自制,口苦咽干,脘痞纳呆,倦怠乏力,溲黄便秘。西医诊为"围绝经期综合征",经用激素治疗效果不佳。时值经期,量多色鲜红;舌质淡红略胖,苔薄黄少津,脉沉细而弦。诊断:经断前后诸证。辨证分析:肝肾阴虚,木郁化火,脾胃失和所致。治法:滋阴泻火,平肝和胃。处方:

钩藤 15 g,白蒺藜 15 g,焦栀子 15 g,龙胆草 10 g,玄参 15 g,麦冬 15 g,石菖蒲 15 g,厚朴 10 g,焦三仙各 10 g,茯苓 15 g,何首乌 15 g,丹参 15 g,甘草 5 g。

5 剂,水煎服,每日 1 剂,早晚分服。

二诊(1979 年 10 月 9 日) 服药后,烦躁潮热发作减少,睡眠略有改善,月经已止,行经 6 日。现仍纳少,食后泛恶,左侧胸胁痛楚;舌渐润,脉象同前。拟方如下。

钩藤 15 g,白蒺藜 15 g,焦栀子 15 g,龙胆草 10 g,麦冬 15 g,石菖蒲 15 g,厚朴 10 g,焦三仙各 10 g,茯苓 15 g,何首乌 15 g,半夏 10 g,竹茹 15 g,姜黄 10 g,甘草 5 g。

4 剂,水煎服,每日 1 剂,早晚分服。

三诊(1979 年 10 月 30 日) 烦躁潮热已多日未发作,睡眠尚可,纳食渐增;昨日月经来潮,头晕目眩,肢面水肿,腹部胀痛;舌淡红,苔薄白,脉沉细弦。治以养血调经,拟方如下。

当归 15 g,鸡血藤 15 g,川芎 10 g,赤芍 15 g,川楝子 10 g,延胡索 10 g,香附 15 g,台乌药 10 g,半夏 10 g,砂仁 10 g,夜交藤 20 g,女贞子 15 g,甘草 5 g。

4 剂,服法同前。

四诊(1979 年 1 月 3 日) 月经已止,头晕已除,烦躁潮热未发,唯肿势未消,略有便秘,拟以补益肝肾,健脾渗湿为法。拟方如下。

女贞子 10 g,墨旱莲 10 g,枸杞子 9 g,茯苓 12 g,白术 9 g,半夏 9 g,陈皮 15 g,厚朴 10 g,汉防己 15 g,神曲 15 g,刘寄奴 15 g。

7 剂,每隔日 1 剂,水煎服。

上方加减共服 20 剂,水肿尽消,诸症悉减。予二至丸,嘱每日睡前服 20 粒。

【按】该患者症见头晕目眩,烦躁易怒,时发潮热,便秘尿黄,乃因肝肾阴虚,肝火上炎,肝阳亢盛所致,故以玄参、麦冬、龙胆草、栀子、钩藤、蒺藜等滋阴泻火,平肝潜阳。肝失濡养则疏泄无权,横逆犯胃,故见脘痞纳差,食后泛恶,以半夏、竹茹、厚朴、焦三仙等理气宽中,和胃降逆;阴血不能上奉,上焦气化失常,故见胸闷,心脉失养,则寐少梦多,以夜交藤、合欢花等安神益智,茯苓交通心肾,石菖蒲、姜黄舒脉通络定痛,而诸症悉除。

案 2 江某,女,48 岁,干部。

初诊(1980 年 5 月 31 日) 病史:3 年前经期紊乱,时有 3～5 个月一至,经来如注,色红有块。血压不稳,时而偏高,胸闷,平素头晕少寐,多梦,心悸,下肢微肿,不思饮食,脘痞不舒,大便或溏或软,小溲偶有不畅。脉沉细,舌尖红,舌苔薄腻。心电图正常。诊断:经断前后诸证。辨证分析:脾虚统摄失权,心失所养所致。治法:补脾益气,养心安神。处方:

茯苓 15 g,白术 15 g,佩兰 10 g,陈皮 10 g,鸡血藤 10 g,何首乌 10 g,合欢花 10 g,丹参 15 g,姜黄 10 g,艾叶 10 g,冬葵子 10 g。

6 剂,水煎服,每日 1 剂,早晚分服。

二诊 头晕已减,血压 140/80 mmHg,寐和纳增,胸闷亦减轻,小便畅下;肢肿已消;舌质略红,脉沉弦。已获效机,再步前位。

丹参 20 g,姜黄 10 g,赤芍 10 g,女贞子 10 g,墨旱莲 10 g,茯苓 15 g,夜交藤 15 g,合欢花 10 g,陈皮 10 g,川芎 10 g,神曲 10 g。

6 剂,煎服法同上。

三诊 头晕未作,血压稳定,余症均有减轻;舌苔薄白,脉弦缓。治以和胃调中,通脉养心,滋补肝肾法。拟方如下。

夜交藤 15 g,合欢花 10 g,石菖蒲 10 g,丹参 10 g,姜黄 10 g,川芎 10 g,延胡索 10 g,枳壳、神曲各 15 g,女贞子 10 g,墨旱莲 10 g。

6 剂。

服上药后,夜寐得酣,胸闷亦无,知饥能纳,二便如常,腰酸偶有,血压稳定。后改用二至丸 15 粒,每日 2 次口服,以资巩固。

【按】本案经期素乱,量多有块,乃心脾两虚,冲任失固所致。心血不足,则神不内敛,故见心悸,少寐;脾不健运,水湿下注,见纳少,腹胀,便溏溲短,下肢水肿;脾虚精血化源不足,肝肾失养,遂见头晕目眩,腰背酸软。治用茯苓、白术、佩兰、陈皮等芳香行气,健脾和中;用鸡血藤、夜交藤、合欢花等养心安神兼能疏郁通络;丹参、赤芍、姜黄、石菖蒲等活血化瘀,调理血脉;少佐冬葵子利尿,使"浊阴出下窍"。并谨守"五脏相移,穷必及肾"之训,酌加女贞子、墨旱莲滋补肝肾、调理冲任以善后。(《百灵妇科·月经病》)

案3 陈某,女,46岁。

初诊(1976年8月15日) 哭笑无常,情绪易激动难以控制半年余。因长子突然死亡,忧思郁结,少食,失眠,有时彻夜不眠,开门外出,须臾返回,闷闷无语;面容极端愁苦,悲伤即哭;平素呵欠频作,头晕耳鸣,心悸少寐,手足心热,口干不欲饮,腰酸膝软,大便秘结,小便赤涩,面容愁苦;舌红,苔少,脉弦细数。17岁月经初潮,既往月经规律,量少,色鲜红。育有1子2女。诊断:妇人脏躁。辨证分析:悲伤过度,忧思郁结,耗伤营阴,心肾阴虚所致。治法:滋阴清热,养心安神。处方:

生地20g,天冬15g,麦冬20g,酸枣仁20g,柏子仁20g,当归20g,人参10g,五味子15g,茯苓20g,远志20g,玄参10g,丹参15g,朱砂(冲服)3g,桔梗10g。

10剂,水煎服,每日1剂,早晚分服。

二诊 服药后,愁苦忧思大减,食欲大增,能眠,心悸、头眩、咽干等症减轻。嘱其更服15剂,再诊时已能正常劳作,体质转壮,脱离病象,而告痊愈。

【按】本病相当于西医诊断学的癔证。《素问·调经论》云:"心藏神……神有余则笑不休,神不足则悲。"该患者由于精神受到严重刺激,内伤于心,使神无所依。韩百灵在诊治上指出,虽谓有火而不宜苦降,虽属虚证而不宜大补,治以甘润滋养为主。方中重用生地滋阴养血;天冬、麦冬滋阴清热;酸枣仁、柏子仁养心安神;当归补血润燥;人参补气,使气旺则阴血自生,且又宁心益智;五味子益气敛阴,以助补气生阴之力,使之补而不滞;朱砂镇心安神;桔梗载药上行,全方共奏滋阴养血、补心安神之效,使神有所养,魂有所附,病症则愈。(《百灵妇科·妇科杂病》)

十二、刘奉五案

祝某,女,46 岁。

初诊(1974 年 3 月 13 日)　主诉:全身肿痛 1 年。现病史:1 年来,月经前后全身水肿,乏力,身痛,月经先期、量多、色淡、失眠多梦、胸闷、气短、心慌心跳、纳食不香,大便干。舌质淡,苔白腻。脉滑略数,沉取无力。西医诊断:围绝经期综合征。中医辨证:脾肾不足,血虚湿阻。治法:补气养血,健脾除湿。处方:

黄芪 15 g,当归 9 g,白术 12 g,茯苓 12 g,桂圆肉 12 g,远志 9 g,羌活 3 g,防风 4.5 g,炒枣仁 9 g。

3 剂。

二诊(1974 年 3 月 26 日)　服药 3 剂后,水肿减轻,心慌气短等其他症状也减轻。仍有大便干。上方再以温肾润燥之剂,方药如下。

黄芪 15 g,当归 9 g,白术 12 g,茯苓 12 g,桂圆肉 15 g,远志 9 g,肉苁蓉 15 g,火麻仁 6 g,鸡血藤 30 g。

共服药 13 剂,药后诸症好转。

4 月 14 日,经来色正,量较上次减少,水肿乏力已消失,症状改善。

【按】本例是属于脾肾不足,脾不运化水湿。患者经期前后全身水肿,无力,身痛是由于脾阳虚不能温化水湿,湿气阻于经络所致。脾不健运故纳食不香,大便干。脾不统血、冲任不固则月经先期、色淡量多。胸闷,气短,心悸,夜寐不安,舌淡、苔白腻,脉滑略数无力,均属心血不足,气血双亏,湿邪阻络之象。治疗以归脾汤为主方,肉苁蓉、火麻仁温阳润燥。全方补气养血,温经除湿,以治其本。(《中医当代妇科八大家·刘奉五》)

十三、黄绳武案

案 1(绝经前后水肿)　宋某,女,47 岁。

初诊(1983 年 8 月 10 日)　全身水肿半年,近 1 个月水肿加重,下肢尤甚,呈凹陷性。月经自 1982 年 5 月份以来经量减少,色黯黑,质稠,周期尚正常。近来感烦躁发热,头昏痛,小便有热感,心慌,胸闷,口干,腰酸痛,素带下量多、色黄,有腥臭味,无阴痒,大便可,纳可。尿检:蛋白极少,红细胞少许,

脓细胞少许。有慢性气管炎病史,每受凉即发。舌质红,苔薄,脉细。处方:

紫苏叶 4.5 g,桑白皮 9 g,地骨皮 12 g,生薏苡仁 20 g,丹参 15 g,怀牛膝 15 g,白茅根 15 g,山药 15 g,去白陈皮 6 g,知母 10 g。

二诊(1983 年 9 月 4 日) 服药 20 余剂水肿明显好转,烦躁减轻,头昏胸闷诸症均有好转,舌正常,苔薄,脉细。

继服上方。服上方 3 月余,诸症减,原每年冬天咳嗽甚,今年咳嗽亦好转。

【按】景岳曰:凡水肿等症,乃肺、脾、肾三脏相干为病,盖水为至阴,故其本在肾,水化于气,故其标在肺,水惟畏土,故其制在脾。今患者水肿兼有慢性咳嗽病史,又发病在围绝经期,肾中阴阳失调所致,可见此病虽与肺脾肾有关,然重在肺肾。咳日久损伤肺气,肺乃水之上源,司肃降。《经》曰:肺朝百脉,通调水道,下输膀胱。又曰:膀胱者,州都之官,津液藏焉,气化则能出矣。可见小便之行,由于肺气之下降而输化,今肺伤而失其下降之令,故小便不利而身肿。其肿以下肢为甚,下肢乃肝肾所主,七七之年,肾气已衰,又肺伤,下干于肾,肾阴被灼,龙雷不潜,故烦躁发热头昏痛,小便灼热,聚湿生热则带黄量多,其月经量少色黯,乃因气血不调所致。肺主一身之气化,肺气通调则周身之气翕然从之;今肺伤则气化不利,气行则血行,气滞则血滞。理血必理气,理气之法不离于肺,此时虽年近半百而体虚,但邪踞有实,故治宜泻肺清肾方,用桑白皮、地骨皮泻肺,仿泻白散之义,肃肺而通调水道,祛湿消肿;用紫苏叶轻疏开肺;知母泻肾火而坚阴,其味苦性寒入肺以润金之燥,而肺为水之上源,又寒而多液,故能壮水制火;丹参养血清热活血,牛膝引血下行,合而用之治其月经量少;薏苡仁利湿;白茅根利尿而不伤阴,又可清肺宁嗽;去白陈皮入中焦健脾利水;妙在山药入肺脾肾,补气养阴,益阴不碍湿,有补脏利水之妙用。全方泻实不伤正,滋阴不聚湿。虽言湿为阴邪,其运在阳,但全方用药不在温化,而是偏于寒凉,因其湿从热化表现烦躁、尿黄、带黄,不可用温燥之药。此属围绝经期水肿,并非一般肾炎可比,虽有湿邪,不可专于利湿,必须缓化缓消,补化补消,以补助消,消不伤正,始可获效。

案 2(绝经前后风疹) 容某,女,53 岁。

初诊(1983 年 8 月 26 日) 全身皮疹反复发作 4 年,加重 1 年。全身斑疹块反复发作,发作前自觉烘热,继而出现类似风团状斑疹,从头部渐至全身,高出皮肤,色红,瘙痒异常,时作时止,发作无时,入夜尤甚,无明显食物异常及粉尘刺激史。平时胸闷心慌,气短,烦躁,白带量多,无气味。1971 年因子宫肌瘤在外院进行子宫全切术。因皮疹发作时瘙痒难忍,曾先后到许多医院皮肤科就诊,均凉血疏风之药,终无明显疗效。检查可见:手背部可见明显抓痕,呈条索状,色红,高出皮肤,边界清晰,下肢轻度凹陷性水肿;舌质黯淡,苔薄黄欠润,脉缓无力。此肝肾不足,风邪袭表。治宜滋养肝肾,解毒散风。处方:

生地 20 g,麦冬 15 g,白芍 15 g,牡丹皮 10 g,玄参 15 g,天花粉 15 g,黑豆 30 g,甘草 6 g,益母草 10 g,丹参 12 g。

二诊(1983 年 9 月 23 日) 服药后皮疹全部消退,人觉轻松,精神爽快。近几天阴唇有点发痒,舌质黯淡,苔薄黄欠润,脉弦细。

上方加白薇 10 g。

三诊(1983 年 10 月 11 日) 身上皮疹未发,下肢水肿消退,饮食增加,无不适,舌淡,苔薄,脉细。继服上方。

【按】全身风团,时作时止,瘙痒难忍,一般医者以风邪论治,以"风胜则痒"是也。疏风之药虽能驱除表邪,但辛散之性有耗阴之嫌,且年过七七,肾阴已亏,《经》曰"年过四十而阴气自半也",又频服辛燥耗阴之品,必重伤阴血。肾为水脏而主津液,肝藏血,肝肾同源,津血耗伤实是肝肾亏损。肝为风木之脏,赖水以养,水足木旺,水亏木少滋荣,阴伤于内,阳发于外,此内火招风,风火相煽,营虚血燥,辗转相生,内热外疹皆起于此。烘热起疹且伴烦躁,可见身生风疹,虽发于表,其原在里,火发于内,风动于外,精血内伤则燥从风生,《经》曰:"诸痛痒疮,皆属于心。"故燥在血脉。治宜润燥养营,忌用风药。方中重用生地、麦冬、玄参养阴生津;白芍养血柔肝;丹参、牡丹皮泻血分伏火,养阴之中寓有抑阳之意,且凉血活血清热而无冰伏遏邪之弊;天花粉清热解毒生津,《日华子诸家本草》谓其治"热狂时疾";生甘草泻火和中解毒;益母草行血祛瘀,活血行气而不推荡,使气血流通以除凝滞,大有益于阴分,故有补阴之功,且利水解毒,治肿毒疮疡,且黄绳武认为益母草有宣散作用。清代贾九如《辨药指南》论益母草曰:"味苦略辛入目,清热疏散,故能宣散皮肤风团。"黑豆滋肾解毒治皮肤病。全方以滋阴养血,凉血活血解毒为主,滋阴以清热,养血以治风,凉血以止血妄行,活血以血行风灭,解毒以泻火,待阴生血活,则火自灭,风自息,故风疹随之而愈。

案3（绝经前后躁热） 李某,女,54岁。

初诊（1985年6月25日） 自1981年做盆腔包块切除术后,术后感染经抗感染治疗好转;先仅感下腹部发热,继而全身发热发躁,有热自里向外蒸腾感,遇太阳后热更甚,平时不敢近火,夏天不敢在太阳下行走,夏重冬轻;伴烘热汗出,手足心发热似火烧,两手心脚心溃烂,红赤不肿,不渗液,只有热痛感;头晕胀痛,大便干,小便,口中发木,颜面水肿,口干苦喜冷饮。现已绝经近3年。观其形体消瘦,手心有杯口大溃疡面,表皮已脱落,红赤,肿,无渗液。舌尖红,苔白腻,脉细数。此肝肾不足,君相火旺。治宜滋肾养肝,补水泻火。处方:

地骨皮15g,牡丹皮10g,生地24g,白芍15g,黄柏10g,知母12g,麦冬15g,五味子4.5g,炒栀子10g,通草6g。

二诊（1985年7月11日） 服药后下腹部及全身烧灼感明显减轻,已能做饭,并能在太阳下行走,头痛亦明显减轻,睡眠好转,颜面已不肿,手足心红赤溃烂处已结痂,余症均明显减轻。舌质淡,苔薄欠润,脉细。继服上方善后。

【按】患者下腹部灼热,继而全身灼热,伴烘热汗出、头昏烦躁,虽起病于手术后,但发生在绝经之年。《经》曰:"七七任脉虚,太冲脉衰少,天癸竭,地道不通。"由于肾气衰退,精血不足,阴阳失调,脏腑功能失常,又加之手术损伤冲任,冲任由肝肾所主,损其脉即损其所主之脏,此乃在肾脏逐步虚衰的过程中加上意外的损伤所致。女子经孕产育,数伤于血,常血不足而气有余,年四十而阴气自半也。又长期劳累,精神紧张,内损五脏,五脏之伤,穷必及肾,肾阴不足,阳失潜藏,故全身灼热,烘热汗出。其所以夏重冬轻者,因夏主火,火助热势,热更甚;冬主水,水能治火,症状减轻,手足心溃烂,因手足心为手足少阴脉所循行,正所谓"经脉所过,疾病所生"。由此可见病在心肝肾,此肝肾不足,君相火旺。丹溪曰:主闭藏者,肾也,司疏泄者,肝也,二脏皆有相火,而其系上属于心。心,君火。正常情况下,君相之火恒于动,是人身动气的关键,所以前人认为天非此火不能生物,人非此火不能有生,然相火易于妄动,为所感即发。此患者本阴阳失调,肝肾不足,火欲妄动,加之手术后感染热毒而触发。相火易起,火起于妄,变化莫测,无时不煎熬真阴,阴虚则病。

此虚实夹杂,既有阴虚,又有阳热亢胜,两者互为因果,形成恶性循环,故治宜滋肾养肝,补水泻火。方中重用生地大壮肾水,白芍养肝血敛阴,麦冬柔润多汁养心阴,此壮水之主以制阳光;用炒栀子、牡丹皮泻肝火,牡丹皮泻血分伏火,炒栀子泻三焦气分之火;知母、黄柏苦寒沉降泻肾火,《用药法象》谓知母曰:泻无根之肾火,疗有汗之骨蒸,止虚劳之热,滋化源之阴;通草下行泻小肠之热,小肠与心相表里,泻小肠即泻心火;不用黄连清心火,因年老体弱恐伐心气。观此方组成用生地壮肾水,配以知母、黄柏泻肾火;用白芍养肝血,配以栀子、牡丹皮泻肝火;用麦冬养心阴,配以通草泻心火;三补三泻,仿六味地黄汤配伍法度。又用五味子收敛降火、生津止渴。用地骨皮甘寒入肾,清至里之热,《汤液本草》谓其"泻肾火,去胞中火退热,直入下焦",《医学衷中参西录》论地骨皮曰:"即枸杞子根之上皮也,其根下行直达黄泉,禀地之阴气最厚,是以性凉长于退热,为其力伏于下行有收敛之力。更能下清肾热,通利二便。且其收敛下行之力,能使上焦浮游之热因之清肃"。全方用药丝丝入扣,配伍有制,其效甚速。临床治火不惧热炽火燔,最忌伏火缠绵,故有"明火易扑,伏火难尽"之诫。黄绳武治此火,不尽用苦寒之品直折其火,而是补、清、泻、消并举,因势利导,使火泻正复,无因寒凉太过,冰伏其邪,使郁火深伏之后患。

案4(绝经前后郁证) 周某,女,50岁。

初诊(1985年10月12日) 月经失调4月余。今年6月份小孩游泳淹死后,即忧郁成疾,6月份后即闭经3月余。末次月经9月10日来潮,这次月经量多,色红,经行小腹坠痛,至今30余日不净,打止血针亦无效。心情烦躁,周身乏力,整夜不能入睡,时时欲哭,不能自止,不能起床,二便尚可,以往月经正常。诉说病史时,愁容满面,流泪不止。曾先后服中药20余剂,观所用方均逍遥散加减。舌质偏苦黄,黯,苔薄,脉细。此情志伤阴。治拟滋肾培土调肝。处方:

生地、熟地各30 g,白芍15 g,墨旱莲24 g,太子参15 g,甘草6 g,丹参12 g,百合20 g。

服上方3剂。

二诊(1985年10月16日) 阴道出血干净,服5剂后精神情绪明显好转,食欲增加。服药后矢气多,稍劳累全身乏力,舌脉同上。

继服上方。

三诊（1985年12月5日） 服上方近30剂,月经已恢复正常,心情舒畅,近来工作比较忙,但无疲劳感,要求继服上方一段时间以巩固病情。

【按】情志所伤,肝首当其冲。古人有言:七情所伤,气郁为先,木郁为五郁之首,气郁乃六郁之始,肝郁为诸郁之主。治郁要在疏肝。患者因儿子不幸身亡,心情抑郁成疾,致使气机不畅,肝之贮藏调节失常,而致月经紊乱,经行腹痛。情志过极,皆从火化,火动则真阴受劫,上扰于心,下累及肾,故心情烦躁,治以疏肝解郁自属正治,缘何不效?患者年过七七,肾中精气渐衰,又遭变故,悲伤不节,暗耗精血,肝气郁则脏阴亏,本精血不足,又频服香燥,虽能疏肝解郁却有伤阴之弊,伐伤肝气。肝为木脏,全赖土以滋培,水以灌溉,水足则木旺,顺其条达畅茂之性,其气可调,其郁可解。李中梓曰:东方之木,无虚不可补,补肾即所以补。黄绳武抓住肝之特性,治肝不效,改为不重治肝,而重壮水兼培脾土以补肝气。方用生地、熟地滋肾精、壮肾水;墨旱莲滋肾泻火止血;太子参健脾、益气阴;白芍养肝血柔肝敛阴;丹参养血活血调经;百合敛气养心,安神定魄,《本草求真》谓其能治"涕泪不收,胸浮气胀,状有鬼神"。仲景用此治百合病,黄绳武用此治围绝经期之心神不宁证,其效甚捷。全方组成,药仅七味,用药法则却大有突破,治肝郁之证,不以治肝为主,而重治肾,兼治脾土,以土生木。虽为郁证,但无一味理气之药,水足土健则木自旺,何郁不解?

案5（绝经前后颧赤发热） 胡某,女,50岁。

初诊（1985年4月4日） 两颧红肿、发热3~4年,近1周加重。红赤发热起疹,甚时结成红色硬痂,并伴两目发赤,咽干喜冷饮,大便干结,小便黄,并有愈来愈重趋势。今年4月份即出现上述症状,近1周来两颧红肿,热似火烤,小便深黄,视力下降,腹部胀气。曾多次到皮肤科就诊无明显疗效。查红细胞沉降率45 mm/h。舌质红,苔薄白欠润,脉弦细。

石决明30 g,桑叶10 g,地骨皮12 g,白芍12 g,生地15 g,川牛膝30 g,山药15 g,丹参15 g,车前草12 g,龟甲20 g。

二诊（1985年5月2日） 服药后面部红肿明显好转,大便正常,腹部胀气好转。但仍感两目发花,手足心热,有时关节疼痛,有慢性关节炎病史。舌质正常,苔薄,脉弦细。

上方加桑枝 15 g,木瓜 10 g。

三诊(1985 年 6 月 8 日) 经用上药治疗月余,1985 年夏季再未发面肿、两目红赤烧灼等症,精神亦明显好转,查红细胞沉降率正常。

【按】患者两颧颜面肿,红赤烧灼,甚至结痂脱皮,世人以皮肤病论治无效,其是围绝经期肝肾阴血不足,虚火上越之候。每天热更甚,以热助火势故也,且伴口干、口苦、尿黄、便结、目赤、咽干,此有火之证无疑,然非实火可比,乃阴虚而不能潜阳所致。人本血肉之躯,无形之阳气基于有形之阴血,今阴血不足,阳失潜藏,虚阳上浮外越而见面赤灼热、目赤咽干等症。故治以养肝肾精血为主。方用生地壮肾水,地骨皮清肾中虚火,白芍养肝血,山药补脾阴;浮阳上升不能自止,必用金石镇坠降之,使之下潜水中,故用石决明、龟甲平肝潜阳;车前草清热利尿,使热从小便而解;颜面红肿起疹,时隐时现,变化莫测,似有风邪,妙在治外风选用桑叶,轻清凉泄,滋肝肾润燥,在上轻散风邪,此祛风而无伤阴之弊;治内风在滋肝肾的基础上选养血活血之丹参,取其治风先治血,血行风自灭,此活血而有凉血解毒之妙。全方虽火热为病,但不尽泻火,而是滋阴养脏之中行泻火之法。对此虚火,水可平之,水足则火刚亢之威一时顿息。毋须苦寒折火之品,既化燥伤阴,又损伤阳气。更年之人,虽表现阴虚阳浮之候,实则阴阳俱不足之证,用药慎不可折其有余,只能补其不足。阴液乃妇人之至宝,滋润营养形体、脏腑,又可抑制亢阳火动,慎不可损伤阴液,其关节疼,选用柔筋之木瓜,风中润药之桑枝,其考虑亦在于此。

案 6(老年经断复来) 黄某,女,53 岁。

初诊(1982 年 10 月 28 日) 患者 1980 年绝经,1981 年 7 月阴道又有少许出血,持续数月干净。今年 1 年未见出血,近两周来阴道又有出血,量少,色红,有点气味,点滴难尽。白带量不多,平时胸胁胀闷,腹胀,呃逆频作,善叹息,口干喜饮,乍寒乍热,小便黄,睡眠差。有子宫脱垂病史近 20 余年。妇检:除子宫Ⅰ°脱垂外未见异常,宫颈刮片、超声波检查均未发现异常。舌质红,苔薄黄,脉细弦。

柴胡 6 g,炒荆芥 4.5 g,黄柏 10 g,贯众炭 12 g,白芍 15 g,甘草 6 g,白术 10 g,川楝子 10 g,生地 15 g,芡实 15 g,益母草 12 g,墨旱莲 15 g。

二诊(1982 年 12 月 2 日) 服上药 10 余剂,血已完全干净,诸症均减轻,但仍时有胸胁胀,多食则腹胀尤甚。舌淡,苔薄,脉细。继服上方加枳壳

10 g。服上药 20 余剂,诸症消失,一直未再见阴道出血。

【按】 黄绳武在《傅青主女科评注》中说:妇人年逾五十以外,经水已断,而又复潮,若非肝郁而失藏,即属脾虚而失统,抑或肾中相火偏旺,失于蛰藏,经始复至。患者年逾五旬,气血俱衰,天癸已竭,任脉已虚,太冲脉亦已衰少,地道应不通,何以月经来潮?患者自退休后,情绪不畅,郁而成疾,故见胸胁胀痛,嗳气频作,善叹息。肝郁日久必然化火,气有余便是火是也。傅氏将"年老经水复行"责之为"气虚火动,失于统摄"。观此患者,子宫脱垂 20 余年,可见中气不足,口干喜饮、尿黄、舌红、苔黄,说明火动确实有之,然此火非实火,乃虚火耳。肝郁日久必损阴耗液,即是肝郁失藏,治宜从肝入手。方中柴胡疏肝气,炒荆芥既疏肝又可引血归经,白芍柔肝敛阴,川楝子行肝气治其胸胁胀痛;生地、墨旱莲养阴清热止血,益母草调经止血;黄柏、贯众清热解毒,因出血日久必有感染,况患者出血已有气味;芡实健脾补任,固涩止血;白术健脾提系带脉,亦可举陷止血。此乃疏肝理气与壮水制火并举,使肝气自舒,水壮血足,虚火自平。故患者服药月余,阴道出血停止,诸症也随之消失,近两年未再见出血。年老经断复行,若无痛楚,经如恒,可以勿药,《医宗金鉴·妇科心法要诀》云:若止而复来,无他症者,乃血有余,不得用药止之,黄绳武亦认为此乃枯木逢春,偶一生梯而已;如有其他伴随症状者,则应在排除生殖器肿瘤的前提下,给予对症治疗。

案 7(脏躁) 袁某,女,53 岁。

初诊(1983 年 11 月 12 日) 自去年开始出现郁闷,焦虑,沉默不语,悲伤欲哭,甚至不愿外出见人。颜面潮红,心慌,烦躁,坐卧不安,失眠,有时接连几个晚上不能入睡;伴头昏耳鸣胸闷,上身麻木,肢软无力,烦躁汗出,汗后畏冷,口麻无味,纳谷不香,时作逆,口干不欲饮,大便干,小便黄;已绝经 4 个多月,舌质淡,苔薄,脉细。曾生 4 胎,自然流产 2 胎,人流 3 胎。此肝肾不足,热扰心神。治宜补肝肾阴虚不足,泻心火亢盛有余。

淮小麦 30 g,大枣 4 枚,甘草 6 g,百合 24 g,生地 20 g,柏子仁 10 g,五味子 6 g,麦冬 15 g,石决明 30 g,丹参 15 g,琥珀 4.5 g,夜交藤 30 g,牡丹皮 10 g。

服上方 5 剂症状改善不明显,服 10 剂后,郁闷、悲伤、烦躁减轻,服 15 剂后诸症均有所减轻,嘱其再服 10 余剂以巩固疗效。

【按】 情志异常多与心肝肾有关,肝主情志,心主神明,肾主智能。患者以郁闷、沉默不语、悲伤欲哭不愿见人为其特征，《灵枢·本神》曰："肝藏血，血舍魂，肝气虚则恐，实则怒。""心主脉，脉舍神，心气虚则悲，实则笑不休。"可见以脏虚为主，且见颜面潮红、坐卧不安、心烦不寐等火动之象。患者多产房劳，五脏失其濡养，五志之火内动，尤以心肝火旺为主。肝旺则头昏耳鸣，颜面潮红；心火盛则心烦不得寐，人言"气郁则悲抑，气余则亢奋"。今患者脏阴虚，肝气郁，郁而化火伤阴，且上扰于心，下累及肾，殃及中土。五脏虽各有阴精，但又流归于肾。《经》曰："肾者主水，受五脏六腑之精而藏之。"故治宜补肝肾之阴虚不足，泻心肝火盛有余。方用生地壮肾水，用甘麦大枣汤与五味子相配酸甘化阴，以养脏阴。甘麦大枣汤心脾并补之剂，何以养肝？殊不知肝苦急，急食甘以缓之，损其肝者，调其中，其中小麦《本草经疏》谓其养心气。心肝为子母之脏，子能令母实，故主养肝气。历代医学家对此方极为赞赏，叶天士曰："本方药似平淡，可愈疑难大症。"唐容川曰："甘麦大枣汤三药平和，养胃生津化血，津水血液下达于脏，则脏不躁，而悲伤太息诸症自去。"黄绳武认为甘草、大枣缓急调中，小麦养心除烦，皆气分药，并非养脏阴、补精血之佳品，然调紊乱之气机，和动乱之阴阳，阴阳和、神气安则诸症自除；配以百合养心宁神，琥珀末、夜交藤镇心安神定魂；琥珀末、丹参又可活血治其胸闷；牡丹皮清血分伏火。合而用之则阴足气调，热清血活，气机条达，经脉通畅则病证可除。(《现代著名老中医名著重刊丛书·黄绳武妇科经验集》)

十四、郭士魁案

案1(围绝经期综合征，肝阴虚，肝郁胸痹证) 李某，女，50岁。

初诊(1975年4月8日) 心慌胸闷易激动两年。两年来情绪变化无常，极易激动。紧张时口有麻木感、四肢颤抖，眩晕耳鸣，心慌胸闷，手足发热，口干不欲饮，月经前后无定期，便干，潮热，出汗，多次检查心电图正常。舌苔白腻，舌质淡，脉弦细。血压110/70 mmHg。辨证：肝阴虚，肝郁胸痹。治法：养阴平肝宁神。处方：生地18 g，百合12 g，党参15 g，旋覆花3 g(包)，川芎12 g，远志10 g，玫瑰花12 g，石菖蒲12 g，郁金12 g，香橼皮10 g，珍珠母30 g，甘草10 g。

二诊(1975年4月20日) 服前方药10剂后，精神好转，情绪稳定，头晕胸闷减轻，仍手足发热，口干，舌淡苔薄白，脉弦细。

宗上法加沙参 12 g、代赭石 15 g。

三诊(1975 年 5 月 6 日) 服上方药后精神紧张、四肢颤抖已除,手足心热明显减轻,胸闷好转,心慌头晕再未发作。便稀,睡眠安稳,舌淡苔薄白,脉细略弦。

上方药继服,以巩固疗效。

案 2(围绝经期综合征,肝郁,肝气上逆,心肾不交证) 贾某,女,48 岁。

初诊(1977 年 9 月 15 日) 潮热、出汗、胸闷、心悸加重已半年,月经绝近 1 年。绝经之后,逐渐夜间或晨间出汗,头晕头痛,胸闷心悸,失眠,全身疲乏,情绪烦躁,爱与人争吵。心电图正常。西医多次诊断为自主神经紊乱、围绝经期反应等。诊查:舌质暗,苔薄黄,脉弦细。血压 128/80 mmHg。辨证:肝郁,肝气上逆,心肾不交。治法:平肝降逆,养心安神。处方:

党参 15 g,丹参 18 g,黄芩 12 g,旋覆花 10 g(包),代赭石 12 g,薤白 12 g,瓜蒌 18 g,川芎 12 g,黄柏 10 g,郁金 15 g,石菖蒲 10 g,远志 10 g,炙甘草 10 g,生麦芽 18 g。

二诊(1977 年 9 月 29 日) 前方药服后,胸闷、出汗、潮热减轻,但仍头痛,上腹不适。苔白,脉沉弦。处方:

旋覆花 10 g(包),代赭石 15 g,党参 15 g,百合 15 g,生地 18 g,知母 12 g,玫瑰花 10 g,佛手 12 g,瓜蒌 18 g,马尾连 10 g,半夏 10 g,丹参 18 g,生牡蛎 18 g,生麦芽 18 g。

三诊(1977 年 11 月 1 日) 进上方药后潮热出汗已除,睡眠好,心悸胸闷再未发作,精神情绪平和,食欲好,舌淡苔薄白,脉沉细。继用下方药调理,巩固疗效。处方:

党参 15 g,丹参 18 g,佛手 12 g,旋覆花 10 g(包),代赭石 10 g,玫瑰花 10 g,石菖蒲 12 g,香附 12 g,生地 15 g,知母 10 g,远志 10 g,川芎 12 g,川断 18 g。

四诊(1977 年 12 月 10 日) 无何不适,精神情绪良好。继续间断服用加味逍遥丸和六味地黄丸或五子衍宗丸。(《中国现代名中医医案精粹·第四集》)

十五、李玉奇案

气血失调脏躁 吴某,女,51 岁。

初诊(2006 年 3 月 31 日) 患者胃胀、堵闷,频频嗳气 20 年。诊查:胃脘堵胀,无明显疼痛,排气觉舒,嗳气频频,心烦易怒而善哭,易饥而不欲食,四肢不温,胃脘喜温喜按,大便偏稀。2005 年 6 月于外院查出患有子宫肌瘤。平素爱生气,无烟酒嗜好,已绝经。查:面色萎黄无华,形体消瘦;舌瘦质淡,少苔,脉沉弦。自诉 20 年前因生气后饮凉水出现胃胀、堵闷,频频嗳气,经多方治疗症状无明显好转,且症状逐渐加重。辨证:气血失调之脏躁。治法:清热疏肝,健脾安神。方药:甘麦大枣汤加减。处方:

甘草 20 g,麦芽 20 g,大枣 15 g,香附 15 g,橘核 20 g,黄连 10 g,海螵蛸 20 g,蒲公英 20 g,沉香 5 g,泽泻 15 g。

6 剂,水煎服,每日 1 剂。

二诊 自觉胃堵胀症减,食欲、二便皆良。查其:舌瘦质淡绛,少苔,脉微弦。效不更方。

故继以原方中加白芥子 15 g,紫苏子 15 g,以加强降气解郁之力。患者共来诊 3 次,胃已无明显堵胀感,偶有嗳气,余皆正常。嘱其饮食及情志调节。(《当代名老中医典型医案集——内科分册·上册》)

十六、宋光济案

陈某,女,48 岁,教师。

初诊(1988 年 9 月 12 日) 自述平素月经提前,量多淋漓。近几个月来月经较乱,先后无定,末次月经 8 月 20 日,淋漓 10 日净后,昨日因家务劳累,阴道又见出血量多色淡红,并伴有头晕、腰酸、神疲乏力,纳呆寐劣,时有肛门坠感,口干,脉细缓,苔薄边缺。治法:益气健脾固摄。方用自拟经验方益气止崩汤加减。处方:

炙黄芪、炒赤石脂、小生地炭、杜仲炭、十灰丸、川断炭、陈棕炭各 12 g,炒党参、炒白术、朱茯神、侧柏炭各 9 g,升麻炭、炙甘草各 3 g。

5 剂。

二诊(1988 年 9 月 17 日) 上药服后,出血明显减少,惟胃纳仍欠佳。

原方去炭药加焦谷芽 9 g,炒陈皮、焦六曲各 6 g,继服 5 剂。

三诊(1988 年 9 月 22 日) 服 3 剂药血即止,5 剂后纳振,诸症瘥。以后在原方基础上出入调服,而经准崩愈,未再复发。(《近现代 25 位中医名家妇科经验·宋光济》)

十七、朱南孙案

案1 李某,45 岁,干部。

初诊(2007 年 4 月 23 日) 全子宫加双附件切除术后,心烦烘热。4 月 4 日因双侧卵巢肿瘤及卵巢周围炎,在上海某保健院行全子宫加双侧卵巢附件切除术,术后烘热明显,动则汗出淋漓,烦躁易激动,大便干结,胃纳不馨,口干喜饮,周身乏力,舌苔腻,舌暗红,脉弦细数。证属肝热独盛,阴血不足,肝肾不能相资,脾运不健。治宜滋肾清肝,健脾和胃。处方:

薏苡仁 15 g,细生地 15 g,白芍 9 g,肥知母 12 g,焦白术 9 g,茯苓神各 12 g,合欢皮 12 g,瓜蒌仁 12 g,麻仁 12 g,柏子仁 12 g,杏仁(打)6 g,稽豆衣 12 g,生甘草 6 g。

7 剂。

二诊(2007 年 4 月 30 日) 药后大便已润,胃纳转振,神疲,夜寐不酣,余症如前述,脉细弦,舌红,苔腻少津。治宜健脾和胃,平肝清热。处方:

细生地 15 g,丹参、沙参各 12 g,炒薏苡仁 15 g,焦白术 9 g,川厚朴 6 g,云茯苓 12 g,瓜蒌仁 12 g,火麻仁 12 g,陈橘皮 6 g,缩砂仁 4.5 g(后下),焦麦芽 9 g。

7 剂。

三诊(2007 年 5 月 7 日) 诸症略减,治宗原意。

原方继进。

四诊(2007 年 6 月 4 日) 患者年轻时有哮喘性支气管炎史,半个月前外感而致哮喘发作,经抗菌消炎治疗后喘平,仍有咳嗽,喉中有痰,刻下感腰酸膝软,胃脘泛酸,呕恶频频,仍有烘热汗出,口干喜饮,夜寐欠安,大便调畅,舌质红,苔腻少津,脉细。术后体虚,诸脏不健,阴虚内热,仍守中焦,健脾和胃,佐以清养肝肾。处方:

细生地 12 g,炒薏苡仁 15 g,白术 9 g,白芍 9 g,云茯苓 12 g,淡黄芩 6 g,陈橘皮 6 g,瓜蒌仁 9 g,杏仁 9 g,川贝粉(吞)3 g,焦麦芽 9 g。

7 剂。

五诊(2007 年 6 月 11 日) 药后精神好转,仍潮热汗出,胃纳欠馨,大便欠实,日行 2 次,恶心肠鸣,肢体倦怠,舌质红,苔薄腻,脉细软。证属肝肾耗

损,气阴两亏,治拟清热养阴,益气敛汗。处方:

细生地12 g,生黄芪15 g,太子参12 g,防风9 g,防己9 g,夜交藤15 g,嫩钩藤12 g(后下),淡黄芩9 g,白扁豆12 g,茯苓、茯神各12 g,稽豆衣12 g,浮小麦30 g,糯稻根30 g。

12剂。

又宗原方治疗三诊,患者烘热汗出症状明显减轻,夜寐渐安,纳增便调。

【释疑解惑】问:对本案老师辨证思路用药特点是什么?

答:对于围绝经期综合征要审证求因,辨证论治。案1患者素体肝热,因卵巢肿瘤及附件炎症而切除全子宫及附件,术后更伤肾气。肾气亏乏,肝火亢盛,火旺水亏,肝肾不能相资。故治以滋肾养肝,壮水以制火。方用女贞子、墨旱莲补肾滋阴养肝,生地、白芍养阴清热,夜交藤、合欢皮益肾解郁安神。又因手术损伤,诸脏俱虚,脾虚失运,肺虚哮喘宿疾复发,更伤气阴,使自汗烘热复重,大便由干结转为不实,神疲纳呆,脘胀肠鸣,夜寐欠酣,诸症迭出。治以滋肾清肝,配以健脾和胃的四君子汤,益气敛汗的黄芪、防风、防己、浮小麦、糯稻根等,随症择用,使患者诸症得以安和。

问:此患者是手术后绝经的围绝经期综合征,与自然绝经比较,在治疗上有分别吗?

答:本案例切除卵巢后,性腺的负反馈受到抑制,中枢功能紊乱导致一系列围绝经期病症,从中医角度来解释,就是肾-天癸-冲任轴的紊乱,导致肾虚肝旺,故潮热汗出提示有虚热瘀内,肝旺则情绪易怒等。虽此处案例非自然情况下进入围绝经期,与自然绝经者比较病因有异,但病机上却是相通的。另外,手术后常有脾虚胃弱,临证治疗时要特别注意。

问:在未使用大量补肾填精及苦泄肝火之品的情况下,如何达到疗效?

答:围绝经期综合征虽有肾虚内热,但是其临床表现错综复杂,变化多端,有频频呵欠者,有心惊胆怯者,有喃喃自语者,有坐立不安者,形形色色,不一而足,治法也常有变。诸虚不足,先健其中,年老者补脾,先以薏苡仁、茯苓、白术、太子参、黄芪、白扁豆等健脾和中以固中州,强化后天之本,佐以生地、知母、白芍养阴清热。脾气已健,气血得生,精神乃安,故效也。

案2 王某,女,50岁。

初诊(2008年4月16日) 患者绝经2年,1年前母亲病故后情绪低落抑郁,脸色黯黄,表情木讷,胆小怕惊,心悸失眠,呵欠频频,自汗、盗汗明显,双手有不自主颤抖,有意识控制后能有所好转,纳差。脉弦细迟,舌淡暗苔薄腻少津。证属阴血不足,心脑失养。治拟养血荣脑,宁心和络。处方:

紫丹参 20 g,景天三七 15 g,枸杞子 12 g,女贞子 12 g,生地、熟地各 9 g,夜交藤 20 g,合欢皮 12 g,广郁金 9 g,淡远志 6 g,麻黄根 20 g,糯稻根 20 g,五味子 4.5 g。

12 剂。

二诊(2008 年 5 月 14 日) 精神尚可,汗出、心悸等症状好转,双手颤抖见减,时有恐惧感,脉细,舌暗苔薄黄腻少津。仍属阴血不足,心失濡养,脉络失和。治宜补肾养血,宁心和络。处方:

紫丹参 20 g,何首乌 15 g,景天三七 15 g,枸杞子 12 g,女贞子 12 g,五味子 4.5 g,茯苓、茯神各 12 g,珍珠母 12 g,合欢皮 12 g,糯稻根 20 g,淡远志 6 g。

12 剂。

三诊(2008 年 6 月 11 日) 患者面色红润,表情自然,仍有心悸、足麻、恐惧,较前有所好转,胃纳一般,脉舌详前,仍属脾虚血少,心脑失养,治拟健脾和胃,养心宁神。处方:

紫丹参 20 g,景天三七 15 g,合欢皮 12 g,广郁金 9 g,陈橘皮 6 g,缩砂仁 3 g(后下),九香虫 9 g,淮小麦 30 g,淡远志 6 g,茯神 12 g,麻黄根 15 g,糯稻根 30 g。

12 剂。

【释疑解惑】问:案 2 中为何重用丹参和景天三七为君? 这个方子怎么理解?

答:首诊以丹参、景天三七养血活血,因为该两味药物有荣养脑络、预防痴呆的作用,如丹参能提高纤溶酶活性,延长出、凝血时间,抑制血小板聚集,改善血液流变学特性等,所以有时候参照现代药理学对临床也是很有帮助的,像这个药笔者以前也这样用,现在用的范围就更广了。另方中枸杞子、女贞子、生地、熟地补养肾阴,广郁金、夜交藤、合欢皮、淡远志解郁安神,麻黄根、糯稻根、五味子敛汗,共奏养血荣脑、宁心安神之效。

问:该患者双手有不自主颤抖,应该是肝风内动,为什么没有使用息风药物呢?

答：患者有双手不自主颤抖的情况，通常认为风胜则动，但本患者因虚证引起，故治疗过程中虽不曾使用息风止痉药，而运用养血荣脑、宁心通络的方法治效，此为治病必求于本！

问：老师您治疗围绝经期综合征的基本原则是什么？

答：妇女在进入围绝经期后，肾气渐衰，天癸渐竭，冲任二脉虚衰，月经将断而至绝经。由于精血不足，脏腑失于濡养，阴阳气血的偏盛偏衰而出现诸多症状。本病的发生主要病机以肾虚为本。另外，肾阴阳失调常涉及其他脏腑，其中尤以心、肝、脾为主。若肾阴不足，不能上济心火，则心火偏亢；肾与脾先后天相互充养，脾阳赖肾阳以温煦，肾阳虚衰火不暖土，又导致脾肾阳虚，而易出现水湿、痰浊、瘀血、气郁等兼夹证。故治疗以调治肾阴阳为大法，若涉及他脏者，则兼而治之。

问：老师您治疗围绝经期综合征有无经验方？临床上如何使用？

答：有的，即怡情更年汤。组成为紫草30g，女贞子12g，墨旱莲12g，桑椹12g，巴戟天12g，肉苁蓉12g，玄参12g，夜交藤15g，合欢皮12g，淮小麦30g，炙甘草6g。此方常用于围绝经期综合征属肾虚肝旺者，症见心烦易怒，烘热出汗，胸闷心悸，失眠多梦，舌质暗红，脉细弦带数。

问：老师，脏躁与围绝经期综合征临床症状有相似，如何治疗？

答：脏躁之名，首先见于《金匮要略·妇人杂病脉证并治》："妇人脏躁，喜悲伤欲哭，象如神灵所作，数欠伸。"系七七已至，肾气衰退，精血不足，阴阳失和，本方以二至丸、甘麦大枣汤为主：女贞子、墨旱莲、桑椹补益肝肾，滋阴养血；巴戟、苁蓉补肾助阳，阴阳相长，则阳得阴助而生化无穷，阴得阳升而泉源不竭；紫草、玄参清肝降火；淮小麦、炙甘草健脾养心除烦；夜交藤、合欢皮解郁安神。经前乳胀，加橘核络、夏枯草、生牡蛎等；汗出甚者，多加瘪桃干、糯稻根、麻黄根；血压高，头目眩晕者，加潼白蒺藜、钩藤或天麻。[《跟名医做临床·妇科难病（朱南孙篇）》]

十八、高辉远案

赵某，女，51岁。

初诊（1988年9月21日）　半年来自汗、恶风、恶寒、心烦、气急、失眠、多梦、精神抑郁，半载从未喜笑，心慌、疲乏，胃脘不舒，纳食不香，口干舌燥，大便偏干,五心烦热。诊查:舌苔薄白,脉弦。辨证:此为气机失常,阴阳失调所致,治法:行气解郁,养心安神,和中缓急。处方:越鞠丸合甘麦大枣汤加减。

苍术 10 g,川芎 10 g,香附 10 g,栀子 10 g,神曲 10 g,甘草 5 g,大枣 5 枚,浮小麦 15 g,龙骨 15 g,豆豉 10 g,地骨皮 10 g,珍珠母 15 g,夜交藤 15 g。

二诊 服药 1 周后,病情有所缓解,舌脉如前。

原方再选 6 剂,连服 3 周后,患者自诉半年未喜笑,现已与家人谈笑,且汗已止,饮食大增,睡眠也较以前平稳,再进 6 剂,以资巩固。

【按】此类患者,西医诊断为"抑郁型精神病",在中医学范畴内,属于"脏躁""郁证",临床上并不少见,大多以养阴清热之法治之,往往效果不佳。高辉远认为此证阴虚内热者有之,但气郁者更多见,由心肝失调引起,因此用越鞠丸合甘麦大枣汤主之正契合病机。正如《名医删补方论》所说:夫人以气为体,气和则上下不失其度,运行不停于其机,病从何生?若饮食不节,寒温不适,喜怒无常,忧思无度,使冲和之气升降失常,以致胃郁不思饮食,脾郁不消水谷,气血郁滞则气机失常,而致阴阳失和,卧而不寐,火郁则为热,用越鞠丸合甘麦大枣汤既解六郁,又可甘缓滋阴,柔肝缓急,宁心安神,使营卫调,气血通畅,阴阳平衡,则病自愈。(《高辉远医话医案集》)

十九、方和谦案

韩某,女,48 岁。

正值围绝经期,时感心慌气短,腿软乏力,多虑心烦,胸闷胁胀喜叹息,夜寐多梦,耳鸣如蝉,舌淡,苔白,脉弦细。用和肝汤组成为:

当归 12 g,白芍 9 g,白术 9 g,柴胡 9 g,茯苓 9 g,薄荷 3 g(后下),生姜 3 g,炙甘草 6 g,党参 9 g,紫苏梗 9 g,香附 9 g,大枣 4 枚加熟地、黄精。

6 剂。诸症皆愈,达到了调和阴阳、养血安神的目的。(《现代名中医妇科绝技·方和谦和肝汤治疗脏躁》)

二十、蔡小荪案

绝经后体虚案。王某,女,56 岁。

初诊(1999 年 11 月 23 日) 多产乳众,有以头目眩晕,夜失安寐,心悸胸闷,腰腿酸软,疲惫少力,诸恙遂杂出矣。苔薄略淡,质嫩红尖赤,脉细软,但有时稍数。过去多产乳众,加以抚育操劳,心力交瘁,在所难免。气血由是不足,脏腑乃至失养,心阴内亏,脾肾交虚。值兹封藏之令,非滋补不为功。援拟益气养血,健脾固肾,心营得充,康复有期。还须节劳怡养,以冀事半功倍。处方:

吉林参(另煎待收膏时入)50 g,党参 120 g,生黄芪 120 g,炒当归 100 g,生地 100 g,熟地 100 g,制首乌 100 g,川抚芎 50 g,杭白芍 100 g,炒白术 100 g,紫丹参 100 g,柏子仁 100 g,广郁金 100 g,北五味 60 g,厚杜仲 120 g,川断肉 120 g,金毛狗脊 120 g,炙远志 50 g,炒酸枣仁 100 g,甘杞子 120 g,淡苁蓉 100 g,女贞子 100 g,云茯苓 120 g,炒怀膝 100 g,制黄精 120 g,麦冬 120 g,肥玉竹 100 g,广木香 30 g,青皮、陈皮各 50 g,夜交藤 200 g。

另:陈阿胶 400 g,湘莲肉 120 g,龙眼肉 120 g,黄明胶 100 g,胡桃肉 120 g,大红枣 120 g,黑芝麻 100 g,饴糖 200 g,生老姜一大块,文冰 400 g。

收膏。去春后,诸恙均有所好转。

【按】现代医学认为女性绝经即意味着衰老的到来。早在《素问·上古天真论》中就有"女子七岁,肾气盛,齿更发长……七七,任脉虚,太冲脉衰少,天癸竭,地道不通,故形坏而无子也"的描述。该患者年过七七,肾气亏虚、冲任衰竭,又过去多产乳众,加以抚育操劳更易出现体虚之证。故治疗时以补肾健脾、益气养血兼顾。方中:吉林参、党参、生黄芪、炒白术益脾气;配伍广木香、青皮、陈皮以行气;炒当归、生地、熟地、制何首乌、川抚芎、杭白芍、紫丹参养血活血;厚杜仲、川断肉、金毛狗脊、甘杞子、淡肉苁蓉、女贞子、炒怀牛膝、制黄精益肾强腰。针对其夜失安寐、心悸胸闷等症予柏子仁、广郁金、北五味、夜交藤、炙远志、炒酸枣仁等养心安神之品。如《本草纲目》中云:"柏子仁,性平而不寒不燥,味甘而补,辛而能润,其气清香,能透心肾,益脾胃,盖上品药也,宜乎滋养之剂用之。"故柏子仁对围绝经期心、肾、脾胃阴虚者佳。全方值冬令之际,缓图为本,使气血得顺,脾肾得养,以冀恢复体虚之证。(《海上中医名家膏方经验集》)

二十一、丁启后案

田某,女,49 岁,已婚,工人。

初诊(1997 年 11 月 15 日)　停经半年,失眠多梦 2 月余,自述 1 年多前开始月经周期推后,可长达 2～3 个月来潮 1 次,量减少明显,因无明显不适,未治疗。就诊时已停经半年,渐睡眠不实,夜间易惊醒,口干心烦,时有烘热,微汗出。服过更年康、养心安神丸等中成药,症状缓解不明显。近 2 个月余失眠症状加重,难以入睡,每晚最多能睡 2～3 h,多梦健忘。就诊时感神疲无力,头晕心悸,手心有汗,咽干口燥,白带量少,腰膝酸痛,心烦易怒,舌尖红,苔薄黄,脉细。西医诊断:绝经综合征。中医诊断:绝经前后失眠症(阴虚内热,心肾不交)。拟滋阴清热,宁心安神法治疗。选参麦黄连阿胶汤加减。处方:

太子参 15 g,生地 15 g,麦冬 15 g,玉竹 15 g,阿胶珠 15 g,珍珠母 30 g,白芍 15 g,酸枣仁 30 g,五味子 12 g,柏子仁 15 g,炙远志 10 g,黄连 15 g,钩藤 15 g,百合 15 g,甘草 6 g。

7 剂,每日 1 剂,每次 200 mL,每日 3 次。嘱少食辛辣燥热之品。

二诊(1997 年 11 月 22 日)　上方服后入睡稍有改善,每晚能睡 4 h 左右,头晕心悸、手心有汗、咽干口燥等症状有减轻。上方有效,续服 2 周。

三诊(1997 年 12 月 8 日)　入睡明显改善,每晚能睡 6 h 左右,余症明显减轻。

上方去钩藤续服 2 周以巩固疗效。

【按】患者已为肾气虚,天癸绝,阴血亏虚之年,此时血海空乏,无血可下,故经绝半年不来;因肾阴亏虚,肾水不能上济心火,则心火偏亢,致心神不宁而失眠多梦;乙癸同源,肾阴不足,肝失柔养,肝阳上亢,并肾水不能上承,故现头晕心悸、手心有汗、咽干口燥、腰膝酸痛、心烦易怒等症。本案例丁启后用参麦黄连阿胶汤加百合、钩藤治疗。百合助酸枣仁、柏子仁清心除烦、宁心安神,钩藤清热平肝助眠。全方滋阴降火,益气生津,清热除烦,养心安神,使阴虚内热,心肾不交之绝经前后失眠症获良效。(《全国中医妇科流派名方精粹》)

二十二、胡建华案

心气不足,肝气不舒证。杨某,女,52 岁。

初诊(2003 年 10 月 21 日)　患者既往有抑郁症史,在胡建华处服用中药后缓解。此次因退休后,自觉有失落感而复发。8 年前全子宫切除史。情绪低落,自责自卑,睡眠不安,烦躁恐惧,脉细,舌质右侧灰色斑块。辨证:心气不足,肝气不舒。治法:疏肝解郁,化痰定志,养心安神,调理冲任。方药:自拟加味甘麦大枣汤、温胆汤加减。处方:

柴胡 12 g,郁金 12 g,枳实 12 g,竹茹 6 g,天竺黄 9 g,炙甘草 9 g,淮小麦 30 g,大枣 5 g,淫羊藿 9 g,肉苁蓉 15 g,炒酸枣仁 20 g,知母 15 g,百合 15 g,生南星 20 g。

二诊(2003 年 12 月 2 日) 情绪明显好转,自责自卑感消失,眠安,目酸头晕,大便正常,口腔溃疡,脉细,苔薄腻。患者久病,多思多虑伤脾,脾气亏虚,阴气不足。

原方去酸枣仁,加党参 15 g、太子参 15 g,益气健脾养阴。

三诊(2004 年 2 月 10 日) 情绪愉悦,自卑感消失,眠安纳佳,亦无目酸头晕,大便正常,偶发口腔溃疡,脉细,苔薄腻。心苦急,急食酸甘以收敛。

原方去生南星、丹参、党参、太子参、天竺黄,加玄参 15 g、白芍 30 g、枸杞子 15 g、菊花 15 g。

四诊(2004 年 4 月 20 日) 情绪愉悦,醒后难寐,头晕,舌肿,吃油腻即泻,右脚有脓疱;脉细,苔薄腻。再守疏肝安神,滋阴清热。处方:

柴胡 12 g,郁金 12 g,枳实 12 g,竹茹 6 g,炙甘草 9 g,淮小麦 30 g,大枣 5 g,淫羊藿 9 g,肉苁蓉 15 g,知母 15 g,百合 15 g,枸杞子、菊花各 15 g,金银花 15 g,紫花地丁 30 g,生南星 20 g。(《当代名老中医典型医案集·内科分册》)

二十三、陈镜合案

周某,女,50 岁。

初诊(2007 年 3 月 12 日) 胸闷反复发作 1 年,加重 1 个月。患者 1 年来常出现胸闷,心烦夜寐易醒多梦,汗多,情绪低落,喜叹息,一直未就诊。近 1 个月来症状加重,紧张焦虑,疑患绝症,让其子带来求医。2007 年 3 月 12 日诊查:胸闷,时胸痛,游走不定,连胁涉腹,嗳气,叹气后舒,入睡困难,夜汗多,疲乏,心烦易怒,胃胀,纳差,大小便正常。近半年来月经紊乱。面色萎黄,忧郁面容,语声低怯,舌质淡,苔薄白,脉弦细。辅助检查:24 h 心电图示窦性心律,心率快时 T 波低平。胸片:心肺膈正常。经颅多普勒:右侧颈动脉血流速度偏低。乳腺扫描:乳腺囊肿。胃镜:胃息肉、慢性胃炎。辨证:肝郁脾虚。治法：疏肝解郁,健脾益气,养心安神。方药：逍遥散和归脾汤加减。处方：

白芍 10 g,甘草 6 g,黄芪 30 g,当归 15 g,白术 10 g,党参 30 g,远志 15 g,柴胡 10 g,鸡血藤 30 g,砂仁 10 g(后下),厚朴 10 g。

7 剂,水煎服,每日 1 剂。

二诊(2007 年 3 月 19 日) 症状改善不明显,左胁疼,手指麻木,汗出后怕风恶寒,舌质淡苔薄白,脉沉细。治法不变。以归脾汤和附桂理中汤健脾温中,益气固表,养心安神。处方：

白术 10 g,远志 15 g,桂枝 15 g,熟附子 10 g(先煎),黄芪 15 g,茯苓 10 g,党参 15 g,炙甘草 6 g,木香 10 g(后下),龙眼肉 15 g,白芍 10 g,酸枣仁 20 g。

7 剂,水煎服,每日 1 剂。

三诊(2007 年 3 月 26 日) 胸闷稍好转,出汗稍少,身疼走窜,夜寐不安,胃脘不适,心情不佳,心烦,月经推迟,量少,舌质淡红,苔白,脉弦细。

效不更方,原方加糯稻根收敛止汗。

白术 10 g,黄芪 30 g,茯苓 10 g,党参 20 g,龙眼肉 20 g,远志 10 g,木香 6 g(后下),炙甘草 6 g,酸枣仁 20 g,当归 15 g,白芍 10 g,郁金 15 g,糯稻根 30 g。

14 剂,水煎服,每日 1 剂,药后复诊,胸闷消失,情绪稳定,睡眠改善。[李俐.陈镜合治疗郁证经验.辽宁中医杂志,2009,36(3)：346 - 347.]

二十四、肖承悰案

梁某,女,50 岁,已婚,干部。

初诊(2004 年 7 月 16 日) 主诉：绝经 1 年,烘热、汗出 3 个月。现病史：近 3 个月来烘热、汗出,每日 10 余次,伴腰膝酸痛、头晕头痛、烦躁易怒、心悸、失眠多梦,皮肤有蚁走感,大便干,舌红瘦少苔,脉细弦略数。中医诊断：绝经后诸证。辨证：肝肾阴虚,心肾不交。西医诊断：更年期综合征。治法：滋肾养肝,交通心肾。处方：

生地 15 g,枸杞子 15 g,女贞子 15 g,墨旱莲 15 g,白芍 15 g,莲子心 10 g,生龙骨 30 g(先煎),生牡蛎 30 g(先煎),百合 30 g,盐知母 12 g,潼白蒺藜各 10 g,浮小麦 30 g,夏枯草 15 g,丹参 15 g。(《肖承悰妇科集验真传·更年期综合征》)

参考文献

[1] 陈自明.妇人大全良方[M].北京：人民卫生出版社,1985.

[2] 吴谦,等.医宗金鉴[M].上海：上海古籍出版社,1991.

[3] 沈金鳌.妇科玉尺[M].上海：上海卫生出版社,1958.

[4] 傅山.傅青主女科[M].上海：上海人民出版社,1978.

[5] 吴道源.女科切要[M].北京：中国书店,1987.

[6] 张仲景.金匮要略[M].太原：山西科学技术出版社,2010.

[7] 俞根初.重订通俗伤寒论[M].北京：中国中医药出版社,2011.

[8] 周学海.脉义简摩[M].胡玲等校注.北京：中国中医药出版社,2016.

[9] 陈士铎.辨证录[M].王永谦校注.北京：人民卫生出版社,1989.

[10] 唐竺山.吴医汇讲[M].北京：中国中医药出版社,2013.

[11] 朱肱.类证活人书[M].唐迎雪等点校.天津：天津科学技术出版社,2003.

[12] 唐宗海.血证论[M].欧阳兵等点校.天津：天津科学技术出版社,2003.

[13] 灵枢经[M].周鸿飞,李丹点校.郑州：河南科学技术出版社,2017.

[14] 黄帝内经素问[M].田代华整理.北京：人民卫生出版社,2005.

[15] 张仲景.伤寒论[M].南宁：广西科学技术出版社,2015.

[16] 严用和.济生方[M].北京：人民卫生出版社,1956.

[17] 王绍隆.医灯续焰[M].北京：中国中医药出版社,2017.

[18] 李用粹.证治汇补[M].吴唯校注.北京：中国中医药出版社,1999.

[19] 张介宾.景岳全书[M].上海：上海科学技术出版社,1996.

[20] 汪宏.望诊遵经[M].上海：上海科学技术出版社,1959.

[21] 程国彭.医学心悟[M].北京：中国中医药出版社,1987.

[22] 刘完素.素问病机气宜保命集[M].北京：中国中医药出版社,2007.

[23] 齐仲甫.女科百问[M].北京：中国书店,1986.

[24] 陈自明,薛立斋.校注妇人良方24卷[M].上海：上海卫生出版社,1956.

[25] 李梴.医学入门[M].金嫣莉等校注.北京：中国中医药出版社,1995.

[26] 龚居中.女科百效全书[M].北京：中国中医药出版社,2015.

[27] 徐春甫.古今医统大全精华本[M].余瀛鳌等编选.北京：科学出版社,1998.

[28] 黄凯钧.友渔斋医话[M].乔文彪,张亚密,马建东注释.上海：上海中医药大学出版社,2011.

[29] 张从正.儒门事亲[M].王雅丽校注.北京：中国医药科技出版社,2019.

[30] 朱棣.普济方[M].北京：人民卫生出版社,1960.

[31] 王肯堂.证治准绳[M].上海：上海古籍出版社,1991.

[32] 武之望.济阴纲目[M].上海：上海科学技术出版社,2000.

[33] 沈又彭.沈氏女科辑要[M].陈丹华点注.南京：江苏科学技术出版社,1983.

[34] 巢元方.诸病源候论：新校版[M].刘晓峰点校.北京：人民军医出版社,2006.

[35] 孙思邈.备急千金要方[M].郭瑞华,魏启亮点校.北京：中医古籍出版社,1999.

[36] 赵佶.圣济总录[M].北京：人民卫生出版社,1962.

[37] 朱震亨.金匮钩玄[M].北京：中国书店,2012.

[38] 赵以德,周扬俊补注.金匮玉函经二注[M].周衡等点校.北京：人民卫生出版社,1990.

［39］叶其蓁.女科指掌［M］.北京：中国中医药出版社,2016.

［40］叶天士.临证指南医案［M］.华岫云编订.北京：华夏出版社,1995.

［41］程杏轩.医述：16 卷［M］.合肥：安徽科学技术出版社,1983.

［42］林珮琴.类证治裁［M］.上海：第二军医大学出版社,2008.

［43］王士雄.温热经纬［M］.北京：中国医药科技出版社,2019.

［44］高学山.高注金匮要略：25 卷［M］.上海：上海卫生出版社,1956.

［45］也是山人.珍本医书集成(13)医案类乙：也是山人医案［M］.上海：上海科学技术出版社,1986.

［46］华佗.中藏经［M］.农汉才点校.北京：学苑出版社,2007.

［47］王怀隐.太平圣惠方［M］.北京：人民卫生出版社,1958.

［48］秦景明.症因脉治［M］.上海：上海科学技术出版社,1964.

［49］张景岳.类经［M］.太原：山西科学技术出版社,2013.

［50］郭诚勋.证治针经［M］.江一平等校注.北京：中国中医药出版社,1996.

［51］郑钦安.医法圆通［M］.周鸿飞点校.北京：学苑出版社,2009.

［52］张璐.张氏医通［M］.上海：上海科学技术出版社,1963.

［53］沈金鳌.杂病源流犀烛［M］.李占永、李晓林校注.北京：中国中医药出版社.1994

［54］王清任.医林改错［M］.上海：上海科学技术出版社,1966.

［55］孙文胤.丹台玉案［M］.北京：中国中医药出版社,2016.

［56］皇甫中.明医指掌［M］.北京：中国医药科学技术出版社,2020.

［57］吴谦.医宗金鉴·杂病心法要诀(第 6 分册)［M］.北京：人民卫生出版社,1963.

［58］陈无择.三因极一病证方论［M］.北京：中国中医药出版社,2007.

［59］朱震亨.丹溪心法［M］.上海：上海科学技术出版社,1959.

［60］薛雪集.医经原旨［M］.洪丕谟、姜玉珍点校.上海：上海中医学院出版社,1992.

［61］李中梓.医宗必读［M］.王卫等点校.天津：天津科学技术出版社,1999.

［62］张锡纯.医学衷中参西录［M］.太原：山西科学技术出版社,2009.

［63］萧壎.女科经纶［M］.北京：人民军医出版社,2010.

［64］庄履严.妇科百辨［M］.北京：中国中医药出版社,2015.

［65］龚信,龚廷贤续.古今医鉴［M］.北京：商务印书馆,1958.

［66］吴悔庵纂.秘传内府经验女科［M］.北京：中国中医药出版社,2015.

［67］戴元礼.秘传证治要诀及类方［M］.北京：商务印书馆.1955.

［68］陈修园.女科要旨［M］.余育元校注.福州：福建科学技术出版社,1982.

［69］丁尧臣.奇效简便良方［M］.庆诗,王力点校.北京：中医古籍出版社,1992.

［70］朱丹溪.脉因证治［M］.太原：山西科学技术出版社,2008.

［71］丹波元坚.杂病广要［M］.北京：人民卫生出版社,1983.

［72］王纶.明医杂著［M］.薛已注;孙迎春点校.北京：学苑出版社,2011.

［73］龚居中.痰火点雪［M］.傅国治,王庆文点校.北京：人民卫生出版社,1996.

［74］龚廷贤.万病回春［M］.北京：人民卫生出版社,1984.

［75］刘仕廉.医学集成［M］.北京：中国中医药出版社,2015.

［76］顾靖远.顾松园医镜［M］.袁久林校注;吴少祯主编.北京：中国医药科技出版社,2014.

［77］宋太医局.太平惠民和剂局方［M］.北京：中国中医药出版社,2020.

［78］吴昆.医方考［M］.洪青山校注.北京：中国中医药出版社,1998.

［79］罗美.古今名医方论［M］.张慧芳,伊广谦校注.北京：中国中医药出版社,1994.

［80］程从美.胎产大法［M］.裘俭,叶晖点校.北京：学苑出版社,2014.

［81］沈又彭.女科辑要［M］.上海：上海古籍出版社,1996.

［82］王贶,洪遵.全生指迷方［M］.北京：人民卫生出版社,1986.

[83] 严用和. 中医非物质文化遗产临床经典读本·严氏济生方[M]. 刘阳校注. 北京：中国医药科技出版社，2012.

[84] 危亦林. 世医得效方[M]. 王育学等校注. 北京：中国中医药出版社，1996.

[85] 汪昂. 医方集解[M]. 张莉莎点校. 沈阳：辽宁科学技术出版社，1997.

[86] 朱震亨. 丹溪治法心要[M]. 张奇文等校注. 济南：山东科学技术出版社，1985.

[87] 楼英. 医学纲目[M]. 上海：上海科学技术出版社，2000.

[88] 傅山. 大小诸证方论[M]. 北京：学苑出版社，2009.

[89] 保惠川. 珍本医书集成(10)：文堂集验方[M]. 上海：上海科学技术出版社，1986.

[90] 廖润鸿. 勉学堂针灸集成[M]. 沈爱学，包黎恩点校. 北京：人民卫生出版社，1994.

[91] 周仲瑛，于文明，张建斌，等. 中医古籍珍本集成·针灸推拿卷：备急针灸、灸法秘传[M]. 长沙：湖南科学技术出版社，2014.

[92] 方慎庵. 金针秘传[M]. 北京：人民卫生出版社，2008.

[93] 张乃修. 张聿青医案[M]. 国华校注. 北京：中国医药科技出版社，2014.

[94] 罗美. 珍本医籍丛刊·古今名医汇粹[M]. 北京：中医古籍出版社，1999.

[95] 俞震. 古今医案按[M]. 上海：上海科学技术出版社，1959.

[96] 王士雄. 潜斋医话·归砚录[M]. 刘更生，林绍志点校. 天津：天津科学技术出版社，2004.

[97] 严鸿志. 近代中医未刊本精选第12册：退思庐医书四种[M]. 杨杏林，梁尚华主编. 上海：上海科学技术出版社，2016.

[98] 徐大椿. 洄溪医案、医学源流论[M]. 北京：中国书店，1987.

[99] 陈士铎. 辨证奇闻[M]. 北京：中国医药科技出版社，2019.

[100] 谢星焕. 得心集医案[M]. 北京：中国中医药出版社，2016.

[101] 王堉. 醉花窗医案[M]. 太原：山西科学技术出版社，1985.

[102] 袁桂生. 珍本医书集成(13)医案类乙：丛桂草堂医案[M]. 上海：上海科学技术出版社，1986.

[103] 孔继菼. 孔氏医案[M]. 济南：山东科学技术出版社，1988.

[104] 丁甘仁. 丁甘仁医案[M]. 上海：上海科学技术出版社，2001.

[105] 魏之琇. 续名医类案[M]. 黄汉儒等点校. 北京：人民卫生出版社，1997.

[106] 程杏轩. 杏轩医案(续集)[M]. 合肥：安徽人民出版社，1960.

[107] 朱南孙，朱荣达. 朱小南妇科经验选[M]. 朱小南工作室整理. 北京：人民卫生出版社，2005.

[108] 韩延华. 当代中医妇科大家亲笔真传系列·百灵妇科[M]. 北京：中国医药科技出版社，2016.

[109] 吴燕平，张婷，罗杏娟，等. 中医临床家：裘笑梅[M]. 北京：中国中医药出版社，2009.

[110] 董振华. 祝谌予经验集[M]. 北京：人民卫生出版社，2012.

[111] 罗元恺. 现代著名老中医名著重刊丛书·罗元恺论医集[M]. 北京：人民卫生出版社，2012.

[112] 梅乾茵. 黄绳武妇科经验集：第11辑[M]. 北京：人民卫生出版社，2015.

[113] 上海市中医文献馆. 跟名医做临床·妇科难病[M]. 北京：中国中医药出版社，2009.

[114] 肖承悰. 肖承悰妇科临床经验真传[M]. 北京：中国医药科学技术出版社，2021.

[115] 刘越. 张锡纯医案[M]. 北京：学苑出版社，2003.

[116] 浙江省中医药研究所，浙江省宁波市中医学会. 范文甫专辑[M]. 北京：人民卫生出版社，1986.

[117] 赵绍琴. 赵文魁医案选[M]. 北京：人民卫生出版社，1990.

[118] 周小农. 周小农医案[M]. 上海：上海科学技术出版社，2008.

[119] 叶熙春专辑[M]. 浙江省中医学会，浙江省中医药研究所编. 北京：人民卫生出版

社,1986.

[120] 中医研究院西苑医院.钱伯煊妇科医案[M].北京:人民卫生出版社,1980.

[121] 高春媛,陶广正.中医当代妇科八大家[M].北京:中医古籍出版社,2001.

[122] 王慎轩.女科医学实验录[M].楼航芳校注.北京:中国中医药出版社,2018.

[123] 上海中医学院附属龙华医院.黄文东医案[M].上海:上海人民出版社,1977.

[124] 董建华,王永炎.中国现代名中医医案精粹:第4集[M].北京:人民卫生出版社,2010.

[125] 孙光荣,鲁兆麟,贾德贤.当代名老中医典型医案集·内科分册:上[M].北京:人民卫生出版社,2009.

[126] 丛春雨.近现代25位中医名家妇科经验[M].北京:中国中医药出版社,1998.

[127] 高辉远,吴登山.高辉远医话医案集[M].北京:中国中医药出版社,1997.

[128] 吴大真,乔模.现代名中医妇科绝技[M].北京:科学技术文献出版社,1993.

[129] 吴银根,王庆其,颜乾麟.海上中医名家膏方经验集[M].北京:人民卫生出版社,2019.

[130] 胡国华.全国中医妇科流派名方精粹[M].北京:中国中医药出版社,2016.

[131] 王小云.专病专科中医古今证治通览丛书:绝经前后诸证[M].北京:中国中医药出版社,2015.

[132] 李俐.陈镜合治疗郁证经验[J].辽宁中医杂志,2009,36(3):346-347.